シリーズ
ケアをひらく

リハビリの夜

熊谷晋一郎

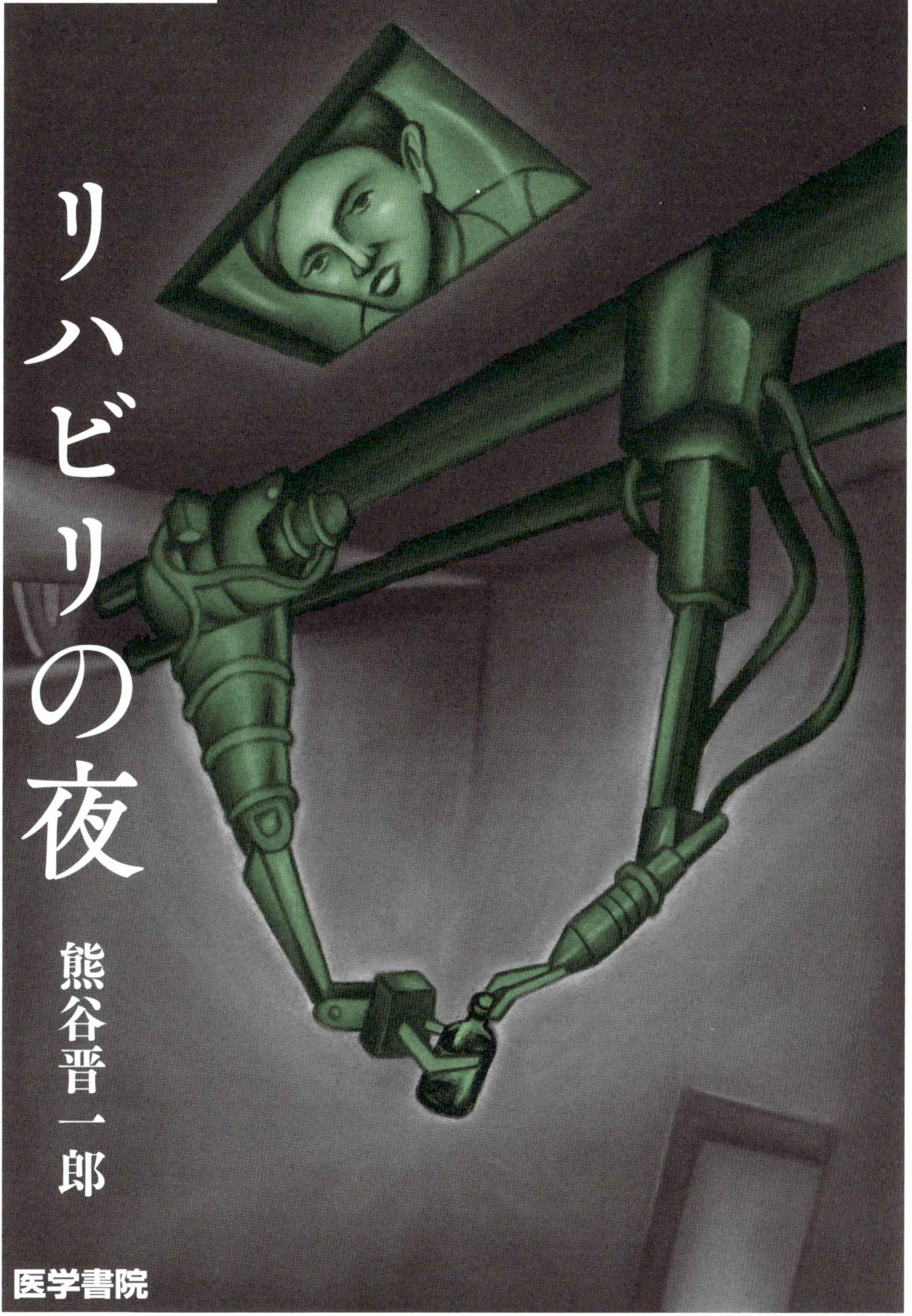

医学書院

はじめに

　今から三二年前に、私は生まれた。胎児と母体をつなぐ胎盤に異常があったせいで、出産時に酸欠になり、脳の中でも「随意的な運動」をつかさどる部分がダメージを受けたらしい。そして私の身体の状態は、「脳の損傷が原因で、イメージに沿った運動を繰り出すことができない状態」というような表現で、専門家によって説明されている。この通説に従えば、私の身に起こったことはとてもわかりやすく説明された気になる。

　しかしこのような説明は、特にリハビリや療育の現場でさまざまな拡大解釈を生み出す可能性を持っている。たとえば、「脳には損傷があるが、それ以外の筋肉や骨には問題がない。これはつまり、乗り物には異常がないが、それを操縦する認知や行動といった過程に問題があるということだ。だから、注意の向け方、イメージの描き方、努力の仕方などに介入しなくてはならない」というような実践的な解釈がなされたりするのである。

　むろん、そのような解釈は、間違いとは言えない。けれどもその解釈を聞いた当人やその家族は、また違った解釈をそこに付加していくことになる。つまり、「目に見える体の問題だったらあきらめるしかないが、努力や気の持ちようといった心の問題だというなら希望が持てる」などというように。こうして、「体の問題ではなく、心の問題」という解釈のもとで、目標設定は青天井に高められ、お手本どおりに動けない原因は「家族や本人の意思や努力の問題」に帰責させられやすくなる。

私自身、このようなリハビリを受けてきて、手本どおりにうまく体を操れない自分自身に苛立ちを覚え、劣等感を味わってきた。しかしその後、私の体に合ったオリジナルの運動イメージを、実際の暮らしの中でモノや人と交渉していくことで徐々に立ち上げてきた。

随意運動を手にするためには、既存の運動イメージに沿うような体の動かし方を練習するしかない、というのは間違いだ。それとは逆に、運動イメージのほうを体に合うようなものに書きかえるというやり方もある。私はこのような自分の経験を通して、規範的な運動イメージを押し付けられ、それを習得し切れなかった一人として、リハビリの現場のみならず、広く社会全体において暗黙のうちに前提とされている「規範的な体の動かし方」というものを、問いなおしていきたいと思っている。

本書ではまた、体に合わない規範を押し付けられたという体験が、私の体に刻み込んでいった独特の官能についても考察する。規範と身体とのあいだに生じる乖離のなかで、私の体は緊張と弛緩を繰り返す。そしてその反復は、強い官能を伴うものであると同時に、既存の運動イメージをほぐし、組み立てなおして、私にあった運動を新たに立ち上げる源でもあることを示していきたいと思う。

読者の中には、「規範的な体の動かし方」や「運動というもの一般」への問いなおしというテーマを論じるにあたって、「官能」を媒介とすることに、戸惑いを感じる方もおられるかもしれない。しかし私は、「運動に内在するはずの官能」というものに目を向けることが、このテーマにとって重要な論点だと考えている。

本書では、私の中で湧き上がる、「痛いのは困る、気持ちいいのがいい」という荒削りで弱々しい体の声を羅針盤にして論じていきたい。

リハビリの夜

目次

第六章 隙間に「自由」が宿る——もうひとつの発達論

序章 リハビリキャンプ

私は物心がつく以前から十八歳になるまで、毎日リハビリを行っていた。小学校の低学年くらいまでは、だいたい一回一時間程度のリハビリを一日三回行うのが日課だった。月に一度は専門家の経過観察と指導を受けるために、隣町の福祉センターや養護学校に出向いていった。そして夏休みにはリハビリの強化キャンプに参加するため、海を渡って山のなかにある施設に行った。

*

八月も半ばを過ぎると、終わりが近づいた夏休みの陰鬱さに追い討ちをかけるように、毎年リハビリキャンプの季節がやって来る。楽しみにしているわけでもないこの一大イベントに、夏休み最後の貴重な一週間を奪われるのは口惜しかった。しかもこのキャンプのために、私は早めに宿題を済ませなければならなかった。

施設までは片道五〜六時間くらいかかる。出発の朝はいつもよりも一時間早く起きて、母と父と車に乗り込む。車酔いしやすい私は学校で習った唱歌を歌いながら、助手席に座って窓を全開にしてもらう。高速道路を時速一〇〇キロ近くで走っていると、風がごうごうと私の顔にぶつかってきて息がしにくい。髪の毛がライオンのたてがみみたいに逆立って波打っているのが面白くて、サイドミラーにうつる自分の姿を見る。

高速道路は山の中を緩やかに蛇行していて、雑木林とトンネルが繰り返す単調な景色が続く。雑木林は日を浴びてきらきらと光っているが、ところどころ真っ黒にかげっている茂みが、穴のようにぽっかりと口をあけていた。私はなんとなくその黒い陰りがやってくるのが楽しみで、茂みを探していた。昼間なのにそこだけは真っ黒で、目を凝らしても何も見えない。何かがそこに住んでいてこっちを見ているような気配がして少し怖いのだが、もしそれが本当だったら面白いなとも思っていた。

サービスエリアでは好きなものを食べていいことになっていたから、私はから揚げが入っているものを頼んだ。でも、から揚げを食べたら関門海峡を渡ることになって、そしたらもういよいよ引き返せなくなる。だから、肉が飲み込みにくかった。

施設は山の奥にあり、高速を降りてからはくねくねと曲がりくねった山道が続いた。私はいつもそこでぐったりと車酔いしてしまう。目を閉じて、湧いてくる唾液を飲み込むのも気持ち悪いから、口のなかにためておく。ため息とあくびが繰り返されて、私はたいてい浅い眠りに落ちる。

そして目を覚ますと車は施設の玄関前に止まっていて、空気も止まっていて、騒がしくセミが鳴いている。

*

家や学校では、椅子もしくは車いすに乗って生活することがほとんどだったが、このリハビリキャンプ中はなるべくそういった自助具を使わずに、身ひとつで生活することになる。おそらくそのほうが私固有の「異常な」運動が剝き出しになりやすく、「機能」を評価して介入するポイントを見出すのが容易になるためだろう。また、自助具に頼ってしまうとリハビリ効果が落ちるという懸念があったのかもしれない。

リハビリ施設につくと私の体は車いすから降ろされて、毛足の短いマットが敷かれたひんやりと冷たい床の上に置かれる。私と世界とのあいだに入って、さまざまなモノとの関わりを媒介してくれていた車いすがなくなり、私の体は床や、床から数センチ以内にあるモノという限られた範囲とのあいだにしかつながりをもたなくなる。それまで関わりを持っていた本棚や机は頭上はるか高いところに行く。手が届かず、見ることしかできないという意味では天井と一緒だ。私はまた「二次元の世界」に舞い戻るような感覚になった。

そのような状態で私の動きを拾うのは、ほぼ床だけだ。私は一週間のほとんどの時間をこの床と過ごすことになる。床の温度や摩擦、湿り気、においなどを感じながら、私は腹ばいになってほふく前進のようなやり方でもぞもぞと動く。この私の奇妙な運動を床は受け止め、それを「移動」という形に変換してくれる。私の運動は空を切る無意味な運動にならず、床によって意味を与えられるのである。私の動きに意味を与えてくれるのは、この床だけなのだ。

私の腹ばいは、床についた左肘に体重をかけて、左腕一本の力で重たい体を引きずるようにして動くものだった。左肘を前に出して、「えいやっ」と力を込めると一〇センチくらいズリズリと動く。少し休んでから、また「えいやっ」と一〇センチ動く。この繰り返しだ。こんな調子だから、三〜四メートルも動くと、息が上がってしまう。

たいていの場合、この腹ばい移動には、床と私の関係の外部にこれといった目標地点がない。三～四メートル動くのにもへとへとになるくらいだから、腹ばいで行ける場所は半径数メートルくらいに限定されているので、その範囲内に目標地点を見出すことのほうが困難だ。むしろこの腹ばい移動は、そこに床があるからとか、そこに動く身体があるからとか、床の別の場所に触れてみたいとか、そういった身体と床との関係の内部に閉じた理由で行われていたと言える。

重力にあらがって姿勢を作り、それを運動に変えようとする時点で、緊張しやすい私の体は徐々に硬くこわばっていく。移動に疲れた私は姿勢や運動を保持するのをやめ、ぐにゃりと床の上に崩れ落ち、この床に身をゆだねてゆるゆるとほどける。ほふく前進を可能にしてくれるのが床ならば、ほふく前進に疲れてだらんと横たわる私の体を受け止めるのも床だった。微動だにしない抗力で私の身体をしっかりと抱きとめる床に、私の体はなじんでいく。すると、とても安心な気持ちがして、心地よくて、眠たくなってくるのだ……。

＊

床で思い出す、一つのエピソードがある。なぜそんなことをやる羽目になったのかは、いまではは っきりと思い出せないが、私は自分の家に遊びに来た女子ふたりと、腹ばい競争をすることになった。小学校低学年のころである。

今の自分の姿からは想像もできないが、当時の私は、華奢で小さかった。クラスメイトのほとんどは私よりも背丈が大きく、腕力もあった。一緒に遊ぶときは、しばしば馬乗りになって組み伏せられたり、抱え上げられたりということがあった。しかし、いつからそういうことになったかはっきり思い出せないのだが、私は相手が男子であれ女子であれ、圧倒的な力で（しかし安全に）敗北するということに、ある種の官能を伴うようになった。

この日の腹ばい競争も完敗だった。一列に並んでスタートするや否や、女子たちはあっという間に私を引き離してしまった。両手両足を規則的に動かさなければ、腹ばい運動にはならないのだが、スタートの数秒後に敗北は明らかとなり、手足の動きの規則性は崩れ、片手はぴくぴくと引きつるのに、反対の手と両足は伸びきってしまい、背筋はのけぞって腰はねじれていく。

敗北直前の強い焦りはやがて、敗北が決まったときの悔しくて悲しい思いに変わっていく。その、焦燥から抑うつへと移っていく感情の一部始終に、ひそやかな官能が重層している。焦燥は体をこわばらせ、肉体から余裕を奪ってしまう。心臓は高鳴り、呼吸は速くなる。律動的な腹ばい運動のリズムは加速していくがいつまでも足りない。足りない、もっともっとと、体が熱を帯びてくる。こうなってくると、私の運動を「移動」という形に変換してくれていた床との共同作業は乱れはじめ、焦りによってますます私の運動は脱線していき、「腹ばい」の様相からかけ離れていく。

私の体と床とのつながりが失われると、他者としての床の存在感が増してくる。そうして、それまで意識されていなかった身体と床との境界面、接触面が意識のなかで顕在化する。身体と床は手足と下腹部とで互いに触れ合っているのだが、この接触している部分の感度が高まってくるのである。血液が、床と接触している手足と下腹部の筋肉へ分布していく。

やがて焦りとこわばりは閃光のような刺激とともにピークに達して、身体内部に蓄えられたエネルギーは断片化された動きになって空中へと散らばっていく……。

……敗北が決まると、こわばりを放出した私の肉体がほどかれていき、ぐにゃりと床に寝そべる体になる。鼓動も、呼吸も、焦りも、ゆっくりと静まっていく。焦りの中で一度失われかけていた床とのつながりは、こうして敗北によってふたたび回復していき、床と溶け合うような「支える／支えられる」感覚の中で、床と身体との境界面、接触面は潜在化していく。

＊

リハビリ、床、そして敗北の官能……。こんなところをぐるぐると巡りながら、この本は進んでいくことになるだろう。最初の章ではまず、脳性まひという体験はどのようなものか、その内側から見た景色を描くことにしようと思う。

第一章

脳性まひという体験

一日の勤めを終え、電動車いすに乗って家路につく。疲れで体は重く、あたたかい。マンションの部屋の前まで来て、車いすをドアのすぐ近くにスッと横付けする。ぼんやりとした頭にムチをうちながら、車いすにぶら下げているカバンから鍵を、落とさないように、ゆっくりと取り出す。

ここで油断して鍵を落としでもしたら手間だ。近くに住む知人に連絡をするか、さもなければマンションの外に出て、怪しまれないように通行人を呼び止めて玄関前まで連れ込み、鍵を拾ってもらわなければならなくなる。

人差し指と中指のあいだに挟んだ鍵を慎重に鍵穴に差し込み、カチャリとまわす。鍵を鍵穴からゆっくりと抜き取りカバンに戻してから、ドアを開けて、狭い玄関に車いすごと入る。ふー、とここで一息つき、玄関に立てかけてある杖を使って明かりをつけ、ドアを閉める。

玄関には改装工事で取り付けてもらった手すりがある。私はここで、その手すりを持って立ち上がり、約一八〇度体を回転させて室内用の車いすにどすんと乗り移らなくてはならない。

慎重に足の置き場を調節し、手すりにしっかりと手をかける。そして意識を集中して、えいやっ！と立ち上がったそのとき……

想像していたよりも左ひざに力が入らない、あ、それなのに右足はいつも以上に突っ張るものだから腰が左側によろけていき、体重が左足にかかっていく。当然今日の左足はそれを支えられるはずもなく、ふにゃりと左半身が崩れ落ちて、左ひざが室内用の車いすの足置きのとがった部分に突き刺さって、いたい！　いたい！　ちくしょう！　と思いつつも痛みに耐えながらその体勢のまま少し休んで力を蓄え……、またしばらくして「えいやっ」と立ち上がるのだが左ひざは先ほど以上に傷んでおり、体勢はさらに崩れに崩れて、左ひざが、そして右ひざが、右ひじが、右わき腹が、右肩が、最後に頭が、ずるずると床に落ちていく……。

落ちた先にある世界を、私はよく知っている。そこは、かつての私がいた世界だ。車いすに乗りはじめたのは十三歳のころ。それ以前の私は、まるで付着生物のように二次元の床の上を這って動いていた。

また、二次元の世界に落ちていく。ぎりぎり三次元の世界に手をかけている現在の私の生活には、今でもなお、まるで落とし穴のように、あちこちに二次元の世界へのとば口がぽっかりと開いている。そして注意していても、たまに足を滑らせて私はそこに落ちてしまうのだ、今回のように。

二次元の世界に落ちるときの、「あ〜あ、また落ちてしまった」という落胆やさびしさは、たしかにある。なにしろ「メールチェックしよう」だとか「あの本を読もう」といった私の予定はそこで中断され、あきらめなくてはならないのだから。しかしそれと同時に二次元の世界は、私にとって懐かしい場所だともいえる。

私はこの世界のことを昔からよく知っている。この世界でどんな風にやり過ごすか知っている。床に甘えればいいのだ。床は大きくて強くて、しっかりと私を抱きとめてくれている。子どものように、安心して眠るもよし、好きな空想に遊ぶのもいい。そんな過去のなじみの場所へ戻ってきたという安堵感が重なっていく。だから転倒《スリップ》は、時間をさかのぼるようなタイムスリップでもある。

とはいえ、なぜ私の体は転倒しやすいのだろうか。そしてなぜ、転倒しただけで二次元の世界に落ち込んでしまうのだろうか。

こんな疑問は、奇をてらった遊戯的な問いだと思われるかもしれない。

「なぜって、そりゃ君の身体は脳性まひという障害を持っていて、不自由だからじゃないの?」

そんなような、なかば呆れたような問い返しが聞こえてきそうだ。

でも、私はそういう表面的な説明を求めているのではない。「脳性まひ」だとか「障害」という言葉を使った説明は、なんだかわかったような気にさせる力を持っているが、体験としての内実が伝わっているわけではない。もっと、私が体験していることをありありと再現してくれるような、そして読者がそれを読んだときに、うっすらとでも転倒する私を追体験してもらえるような、そんな説明が欲しいのだ。つまり、あなたを道連れに転倒したいのである。

1

脳内バーチャルリアリティ

ひとくちに脳性まひといっても、そこには個人差がある。というのも、脳性まひの定義自体が、以下に記述するように、多くの状態を十把一絡げにしたものだからだ。

「**受胎から生後四週以内の新生児までのあいだに生じた、脳の非進行性病変に基づく、永続的な、しかし変化しうる運動および姿勢の異常である。その症状は満二歳までに発現する**」（厚生省、一九六八年）

これを見てもわかるように、脳性まひというのは、脳の損傷が原因で起きる移動や運動の障害である。筋肉や骨、内臓などには問題がない（二次的に筋肉や骨・関節の問題が生じるものの、それは運動障害の「結果」である）。しかし脳性まひの定義の中には、「脳のどの部分が損傷を受けたか」についての規定はない。そのため、脳性まひの結果あらわれる運動機能の障害というものは千差万別になる。

脳性まひという体験を理解してもらうためにも、ここで少し説明的になるが、脳がどのようにして体の運動に関わっているかということについて触れておくことにしよう。

運動が起こる順序

人間が、これから行う運動を計画し、それを実行に移すまでの過程には、脳のさまざまな領域が関与している。この過程は、ほとんどが無意識のうちに進行するのだが、そのうちの一部だけが意識に上ることになる。

運動計画から実行にいたる過程の時間的な順序は、私たちの日常的な経験からすると、「まず自由な精神が、これから行おうとする運動についての意思を立ち上げ、その意思に従って脳が作動して、体を動かす」となっているように感じられるが、実際の順序はそれと異なっているらしい。

脳表面にある、大脳皮質と呼ばれる厚さ三ミリ前後の層の頂部には、運動の計画や実行に関係する諸領域が、列を成して前後に並んでいる。それらは前から順番に「補足運動野・運動前野」「一次運動野」「前部頭頂葉」「後部頭頂葉」と呼ばれている。私の脳ではこのうちの「一次運動野」が傷んでいるらしいが、詳細は不明だ。「一次運動野」と「前部頭頂葉」のあいだは中心溝と呼ばれる深い溝で隔てられている。そして、中心溝よりも前の領域はおもに全身への運動指令の計画とアウトプットに、後ろの領域はおもに全身からの情報のインプットにあずかっていると言われてきた。

しかし、ここ数十年にわたる脳科学研究の蓄積の結果、私たちが意図した運動を実行に移すまでの時間的な順序は、以下のようになっているということがわかってきた。

段階❶

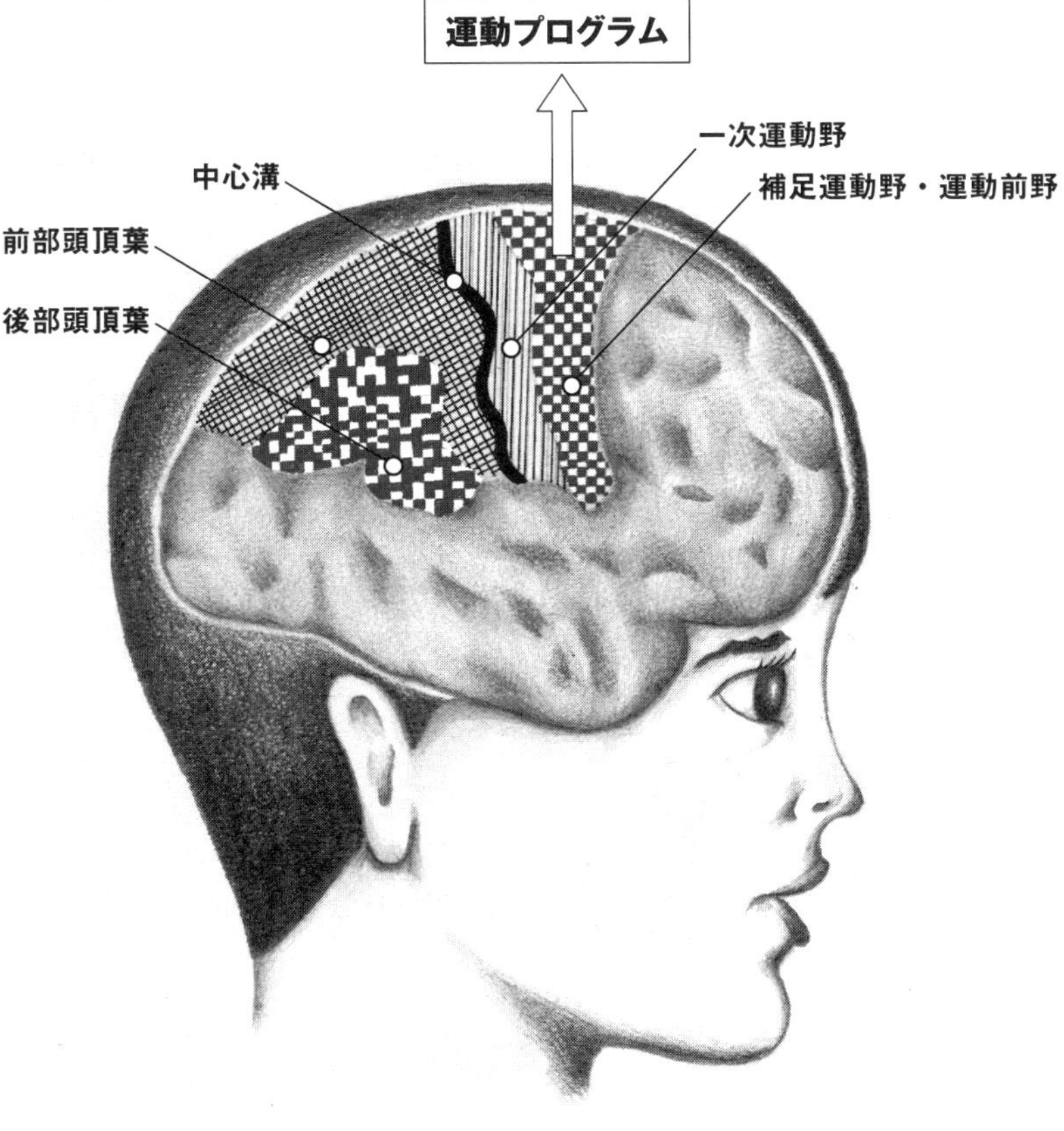

「補足運動野・運動前野」で、これから行う運動プログラムが作られる。

段階❷

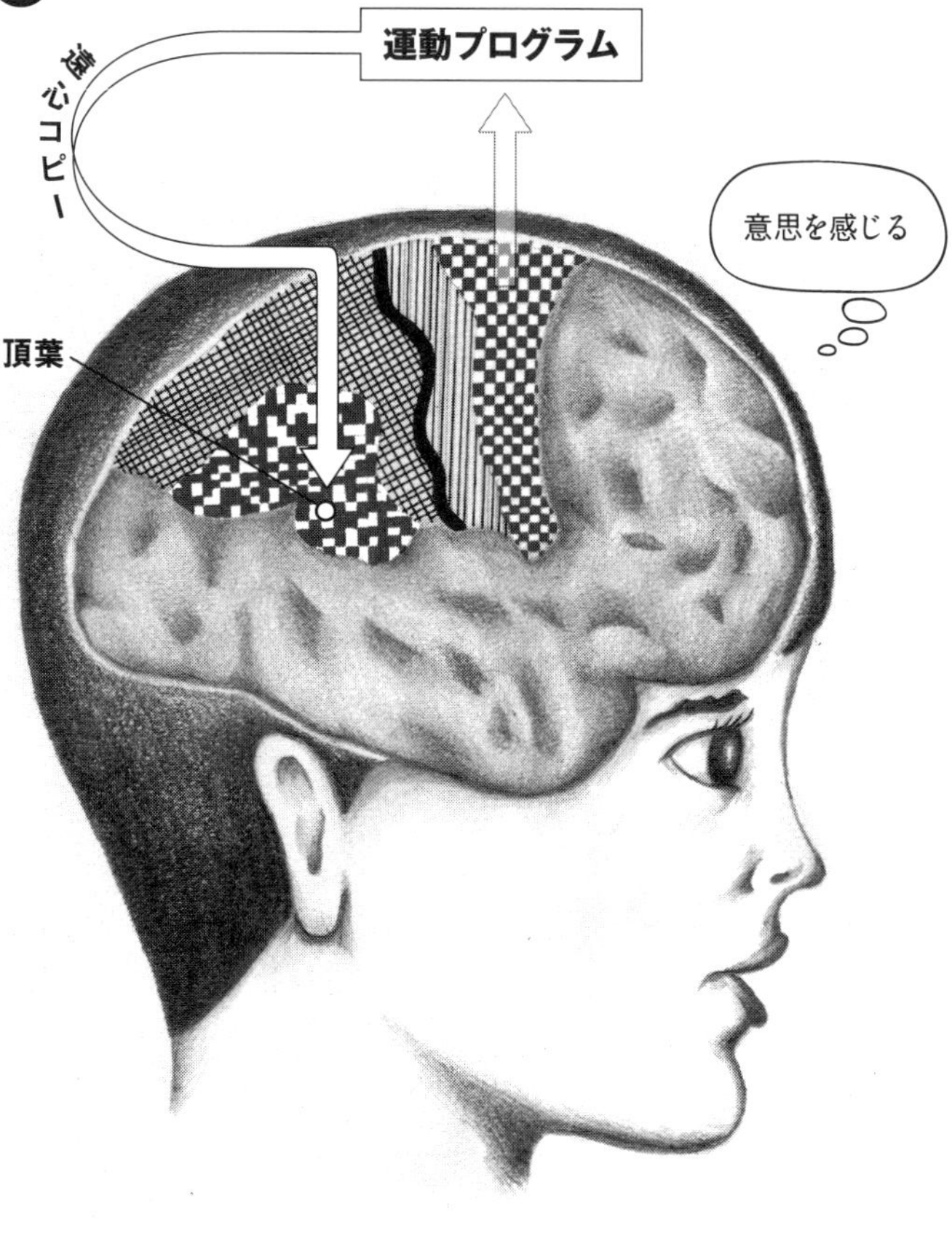

運動プログラムが「後部頭頂葉」に転送され（遠心コピーという）、
そこで、自分の中にこれから行う運動への意思が立ち上がるのを感じる。

段階❸

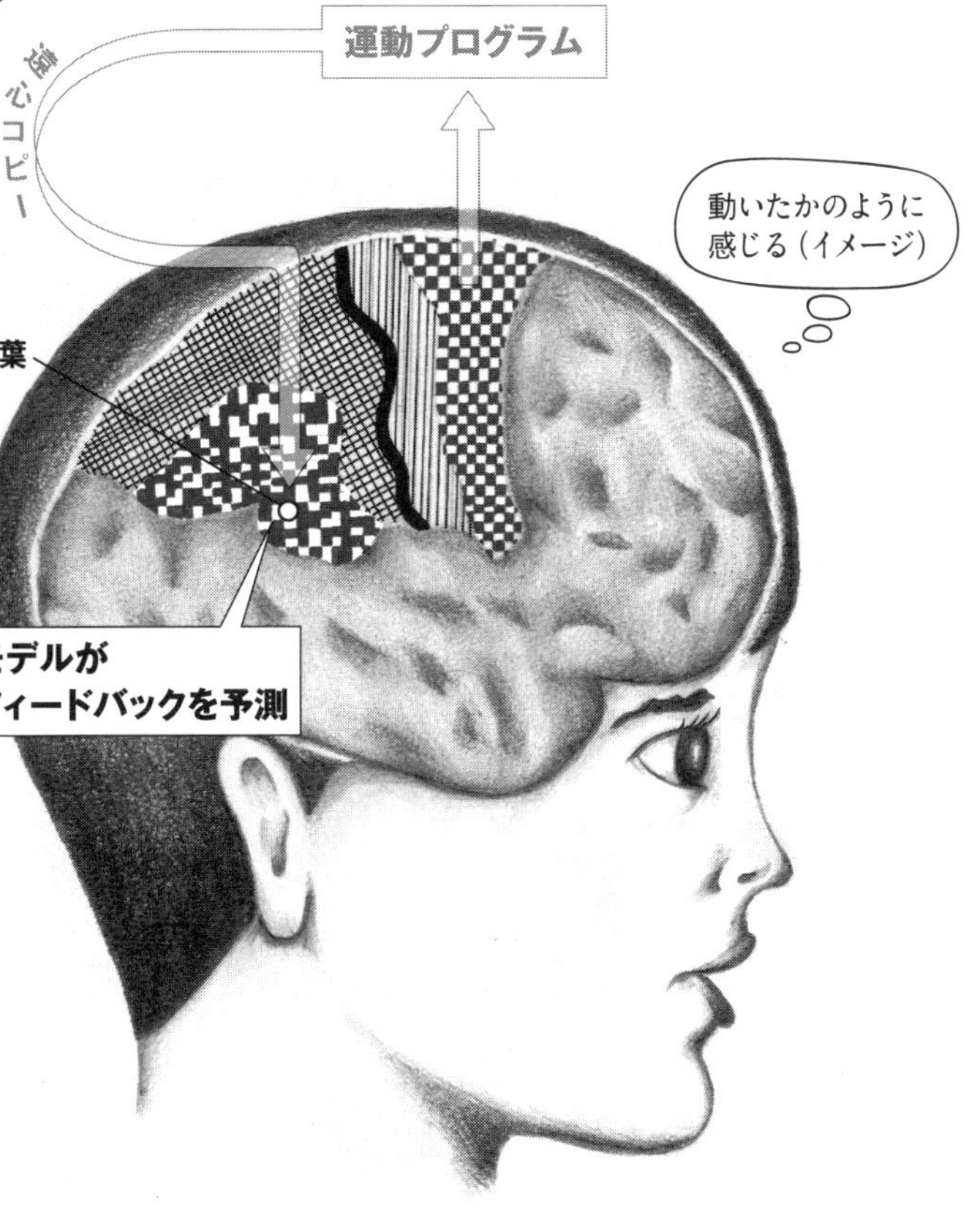

「後部頭頂葉」にある内部モデルと呼ばれるプログラムで、
「この計画に従ったとしたら、どのように体や世界が動くか」についての
シミュレーションがなされ、その結果、まだ実際は体が動いていないにもかかわらず、
意思に従って自分の体が動いたかのように感じる。

段階❹

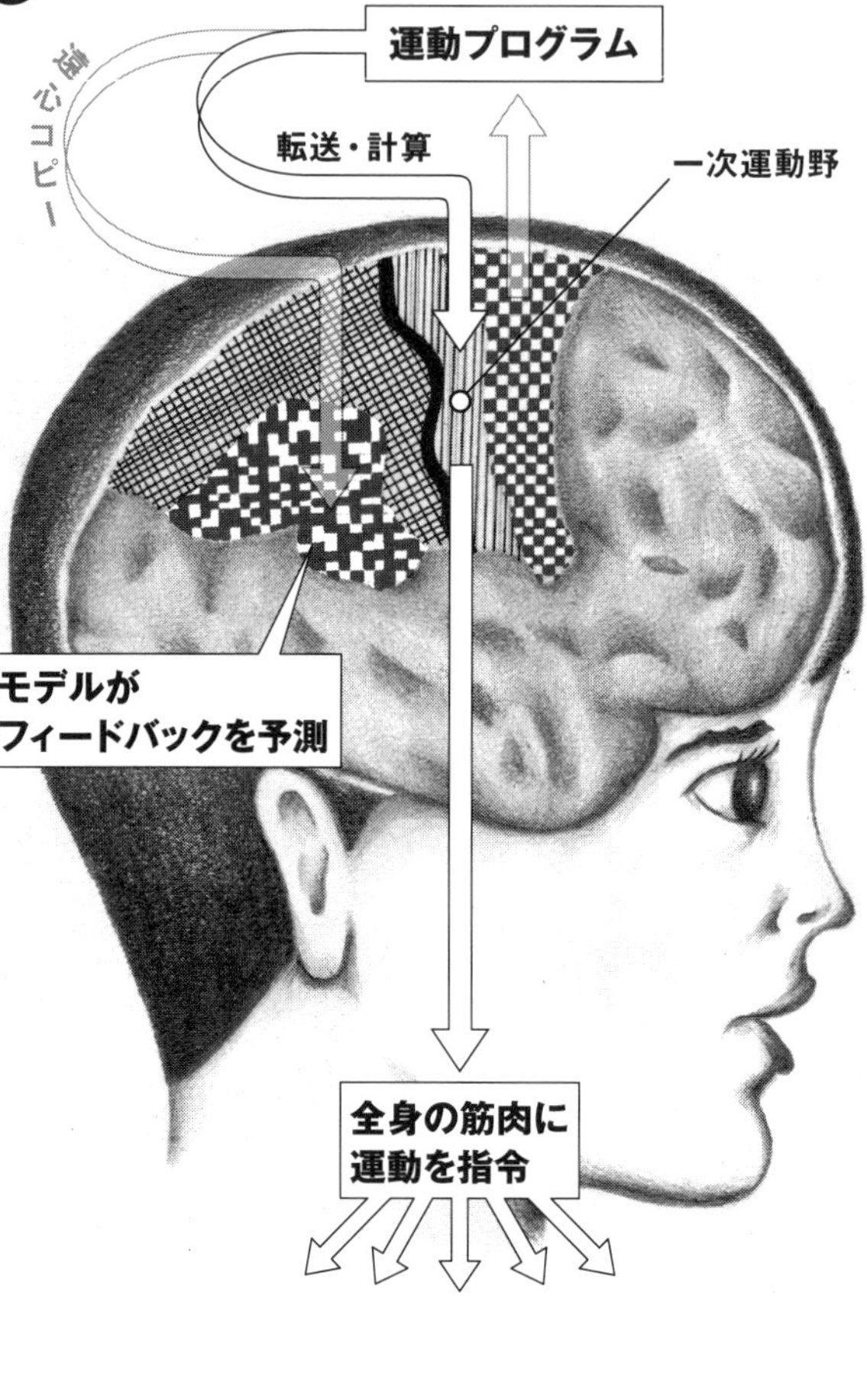

運動プログラムが「一次運動野」に転送され、
そこで「具体的にどの筋肉にどれくらいの力を入れればよいか」について計算される。
そして、全身の筋肉に運動指令が送られ、実際に体が動く。

段階❺

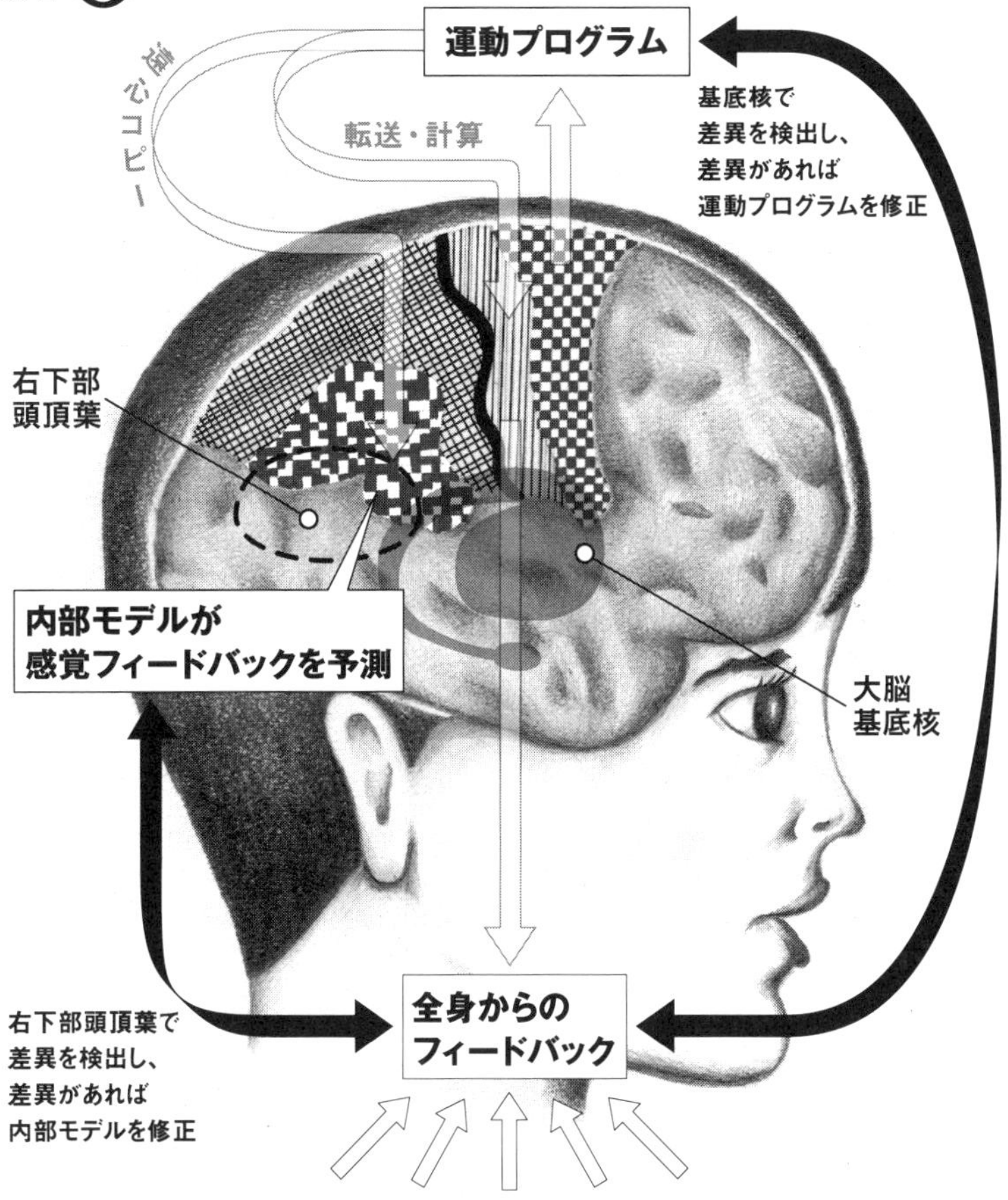

全身の筋肉や腱から、実際どれくらい動いたかについての情報が、

「一次運動野」や「前部頭頂葉」にフィードバックされる。このフィードバック情報が、

「大脳基底核」と呼ばれる領域で段階❶の運動プログラムと比較され、

「右下部頭頂葉」と呼ばれる領域で段階❸の内部モデルによる予測運動イメージと比較される。

そしてその結果に乖離があれば運動プログラムや内部モデルが修正されることになる。★1

動くより前に動いたと感じている

この段階❶～段階❺までの時間的順序の中で、私たちの日常的な感覚と照らし合わせたときに意外だと感じるのは、❶と❷の前後関係と、❸と❹の前後関係の二か所だろう。

まず❶と❷の前後関係が示しているのは、「意思という主観的な体験に先行して、脳の中ではすでに無意識のうちに運動プログラムが進行している」という事実である。

何ものにも還元されないと信じていた自らの自由意思が、実は脳の物質的な作動の「結果」に過ぎないかもしれないという発見は、自由や意思についての多くの哲学的な議論を巻き起こしている。私たちが、自由な精神から内発してくると思っている自らの意思は、実は無意識のかなたで事前に作られており、それが意識へと転送されるのである。だから、私たちの「意思が作り上げられる段階」で外部の何者かに操られていたとしても、私たちはそれを知ることはない。

自由意思をめぐるこれらの発見も十分に衝撃的だが、しかし私が本書で特に注目したいのは、❸と❹の前後関係のほうである。私たちは、実際に体を動かすよりも前に、自分の体の動きを感じているのである！

❹～❺において、一次運動野から全身の筋肉に向けて運動指令が出てから、実際の運動が大脳皮質にフィードバックされるまでに、〇・二～〇・三秒くらいの遅延時間がある（感覚情報が大脳皮質に届いてからそれが意識に上るまでには、さらに〇・五秒もかかると言われる）。これは、動けという指令と、動いたというフィードバック情報とのあいだに、無視できないほどのタイムラグがあるということを示している。さらに、神経系にはさまざまなノイズがある。したがって、スムーズな動きをするためには、知覚情報の処理や身体の制御を、フィードバックを待たず予測的におこなうことが非常に重要なのだ［乾 2009:30］。

内部モデルという「夢の世界」に住む私たち

私たちが感じている「私の体が動いている感じ」というのは、実際に動いた体からのフィードバック情報を感受したものではないのだ。実際に動いているかどうかにかかわらず、後部頭頂葉のなかにある〈内部モデル〉が行った運動シミュレーションの結果を、実際に起きた運動として錯覚しているに過ぎないのである（この錯覚は、偽固有感覚と呼ばれている）★2。

このように脳の中には内部モデルと呼ばれる、身体や外界についての「うつしえ」が存在している。そして、実際に動いているかどうかにかかわらず、私たちの意識は、内部モデルが計算によって生み出すバーチャルリアリティの中で、自らの意思や、運動や、世界の変化を体験する★3。

それはまるで、外界の事象からは独立して動く夢のような世界だ。私たちは、目を覚ましているときにも内部モデルという夢の世界に住んでいる。そしてときどき、予測と異なる刺激が身体や外界から届けられるときにだけ「はっ」として、それに合うように内部モデルの修正を行うのである。

2 緊張しやすい体

私の体には夢の世界が二つある

しかし私にとって、夢を見続けることは容易でなかった。リハビリに明け暮れていた幼少のころは、特にそうだった。今から思うと、小さいころから私の中には二種類の内部モデルがあったといえるだろう。

一つは、「健常者の動き」をシミュレートする内部モデルで、もう一つは、等身大の自分の体をシミュレートする内部モデルである。

後でも触れるように、健常者の体になったことのない私のなかにある「健常者向け内部モデル」は、大雑把なプログラムである。一方の「等身大の内部モデル」のほうも、実は長いこと未完成だった。なぜなら私が自分の体にとって負担の少ないやり方で動こうとするたびに、「その動き方は正しくありません！」と周囲の大人たちに介入されるために、内部モデルのプログラミングがいつも途中で終わるからである。

リハビリのときには、徹底して健常者向け内部モデルを起動するよう指示される。私の中にある健常者向け内部モデルは曖昧なところが多いのだが、これまで見聞きしてきた経験を総動員して、私なりの

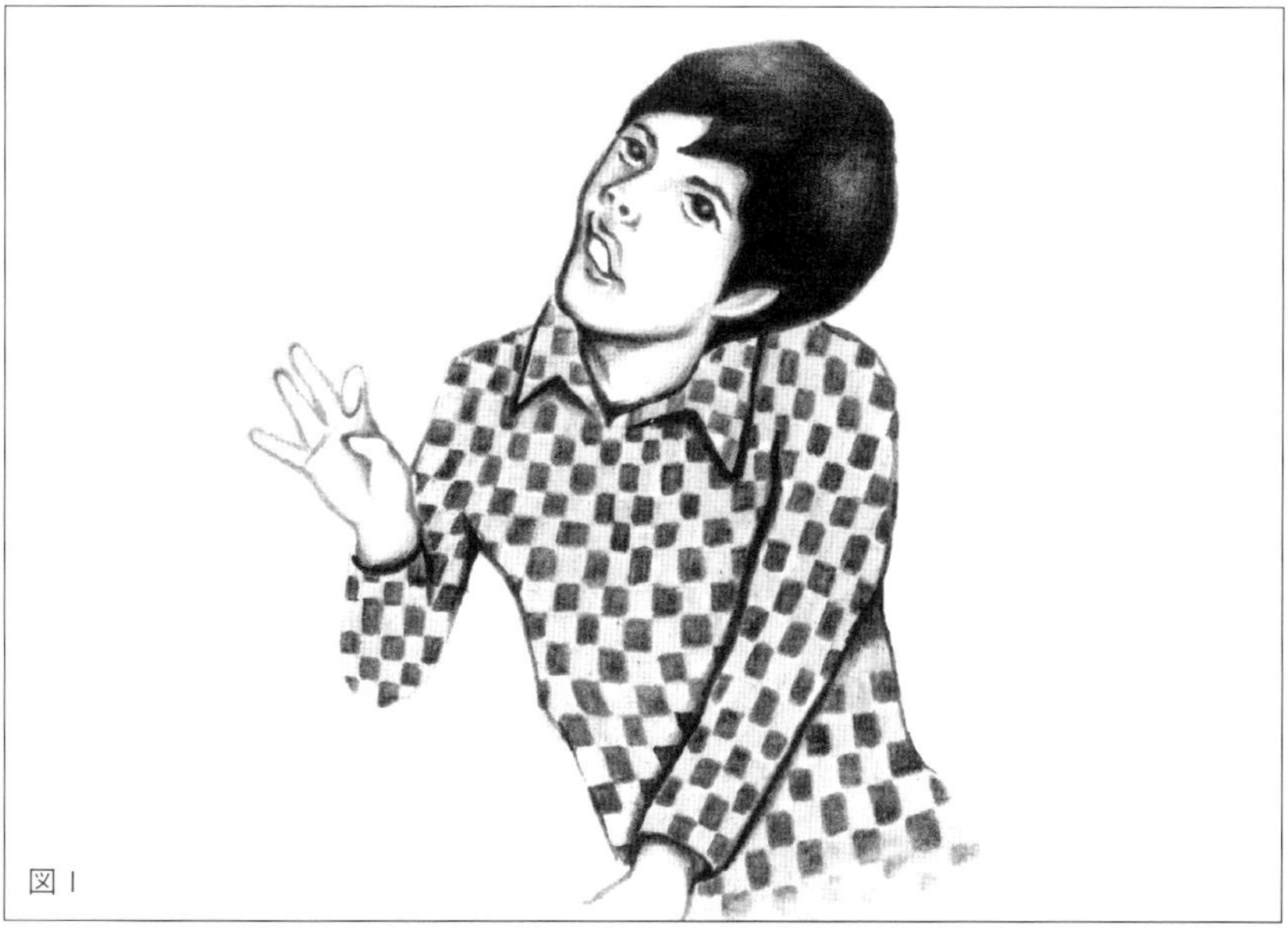

図1

「健常者の身体イメージ」を捏造する。しかし何度やっても私の体は、健常者向け内部モデルが予測する運動イメージとは、大きくかけ離れた運動を繰り出すのである。小さいころの私は、その差異に気づくたびに夢から覚め、はっとして体をこわばらせていた。

運動の抑制がきかなくなるタイプ（大脳基底核損傷）

先ほど私は、脳性まひの定義の中に、「脳のどの部分が損傷を受けたか」についての規定がないため、ひとくちに脳性まひといっても運動機能の障害というものは千差万別になると述べた。

たとえば私の場合は、段階❹において、運動指令を全身の筋肉に送る「一次運動野」が傷んでいるということになっている。他方、私と同じく「脳性まひ」と称される人々の中には、段階❺において、運動プログラムと、実際に行われた運動のフィードバック情報との差異を検出して、プログラムに沿わない不適切な運動を抑制する「大脳基底核」と呼ばれる場所がダメージを受けたとされる人もいる。大脳基底核が傷んだ彼らはその抑制が効かなくなるために、体の各部位の筋肉がゆっくりとねじれるように動いてしまう、アテトーゼと呼ばれる運動が出現する（図1）。

その運動はしばしば、声を出したり、物を飲み込んだりするための器官にも及ぶ。その結果アテトーゼがあると、言葉でのやり取りに周囲の「慣れ」が必要になったり、飲み込みやすくするための調理や食べ方の工夫が必要になったりする場合がある。

焦りとこわばりの悪循環タイプ（一次運動野損傷）

一方で私の場合は、アテトーゼのように外側からでも見えやすい「風変わりな運動」を持っているわけではない。発声器官の障害はほとんどなく、言葉でのやり取りに大きな支障がない。そのかわり私の体は、特に首から下の筋肉が常に緊張状態にある。

この感覚をたとえて言うなら、寒いときに体がこわばって、思い通りに動かせないでいる状態に近いかもしれない。そして、何らかの運動プログラムに沿って体を動かそうとすると、たとえそれが「コップを持つ」など、自分にとって比較的ハードルの低いプログラムであっても、体の緊張はよりいっそう強くなる。なぜなら、運動目標を達成できそうにないということを「等身大の内部モデル」が予期することで焦りが生じ、身体的な緊張を増してしまうからだ。[★4]

そのため私は、日常生活における一挙手一投足にも、抵抗勢力をなだめすかすように、意識を集中して心身の緊張を鎮めることでなんとか目標に近い動きを可能にしている（図2）。しかし、外から観察しただけではこの緊張の存在は見えにくく、一見緩慢でぎこちない動きをしているだけに思われるだろ

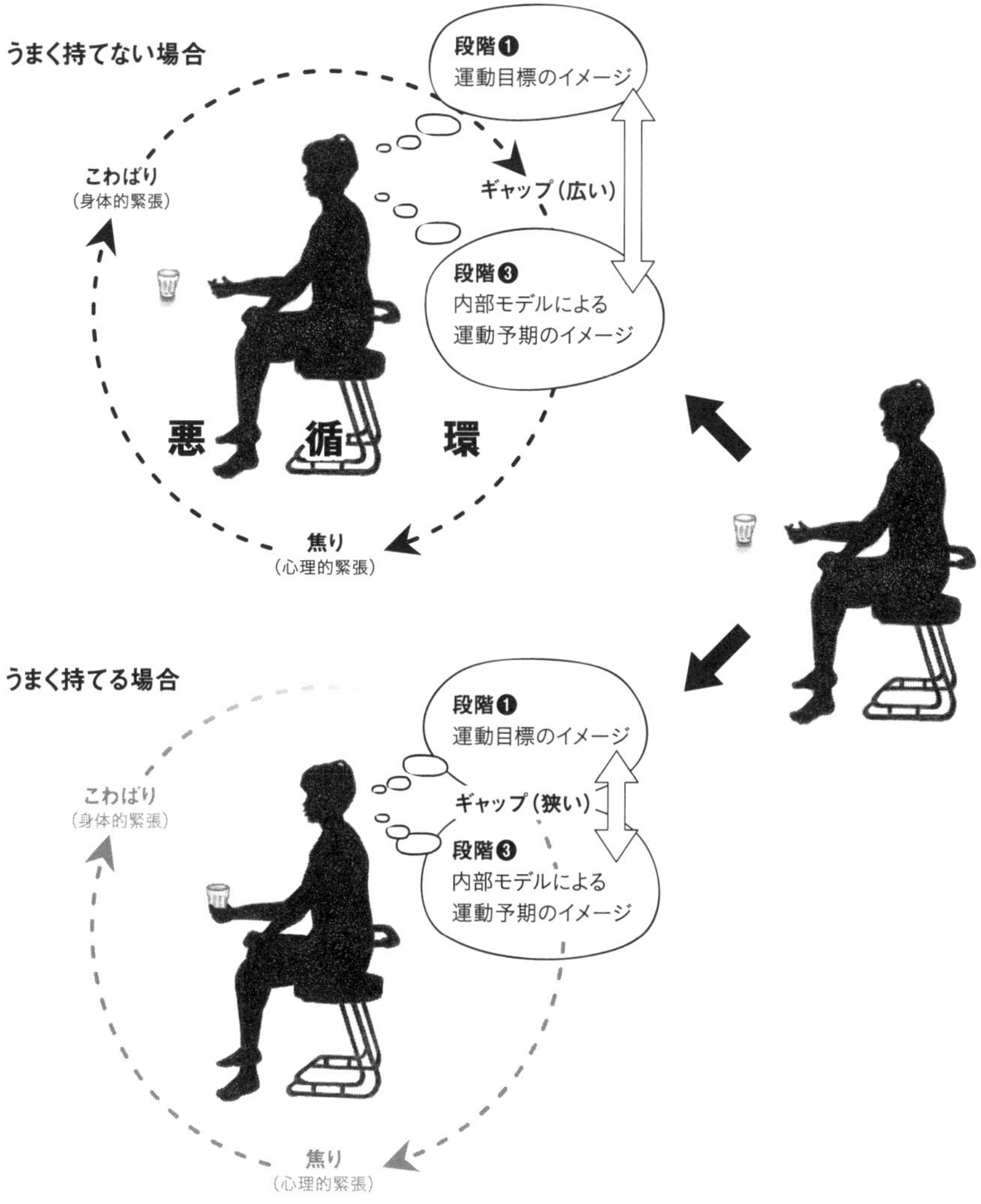

運動目標と、内部モデルによる運動予期のイメージとのあいだにギャップがあると、焦りとこわばりの悪循環が回ってうまくいかない。だから私は自分の体をなだめすかすようなイメージで、この悪循環が回らないようにしつつ、日々の運動を行っている。また、「できるだろう」という予期をする楽観的な内部モデルを維持することも、ギャップを小さくするうえで重要だ。

図 2

う。

しかし「歩く」など、自分にとって目標設定が高すぎるときには、この「なだめすかし」がうまくいかず、身体的な緊張が十分に鎮められない。それでも恐る恐る運動を繰り出してみるのだが、いつまでたっても運動目標が達成されず、やはり焦ることになる。このように予期だけでなく、目標とする運動イメージと、実際に繰り出された運動とのあいだに差異が生じていることを知ることによっても、さらなる心理的な緊張が引き起こされる。

こうして、運動目標が実現可能な範囲から外れている場合には、「身体的な緊張→運動目標からの脱線→焦り→さらなる身体的な緊張→……」という悪循環が回りはじめ、私の運動はどんどん当初の目標から離れていき(図3)、それと同時に内部モデルも修正を迫られていく。そして、運動目標を立てていなかったときにはそれほど目立たなかった「風変わりな運動」が、徐々にあらわになっていく。

身体内協応構造とは何か

ここで、体の緊張という現象にもう一歩踏み込むために、また別の角度から考えてみよう。

そもそも、体の緊張とはなんだろう。それは人間の運動にとって不必要なものなのだろうか。体の緊張がないときにのみ、人はスムーズに動けているのだろうか?

そんなことはないだろう。もしも体の緊張がまったくないという状態を仮定したら、私たちの体は軟体動物のようにぐにゃりと地面の上に崩れ落ちてしまう。だから人はどんな運動をするにせよ、全身の筋肉の一つひとつに、これからしようとする運動にふさわしい緊張を加え、制御し続けなくてはならない。

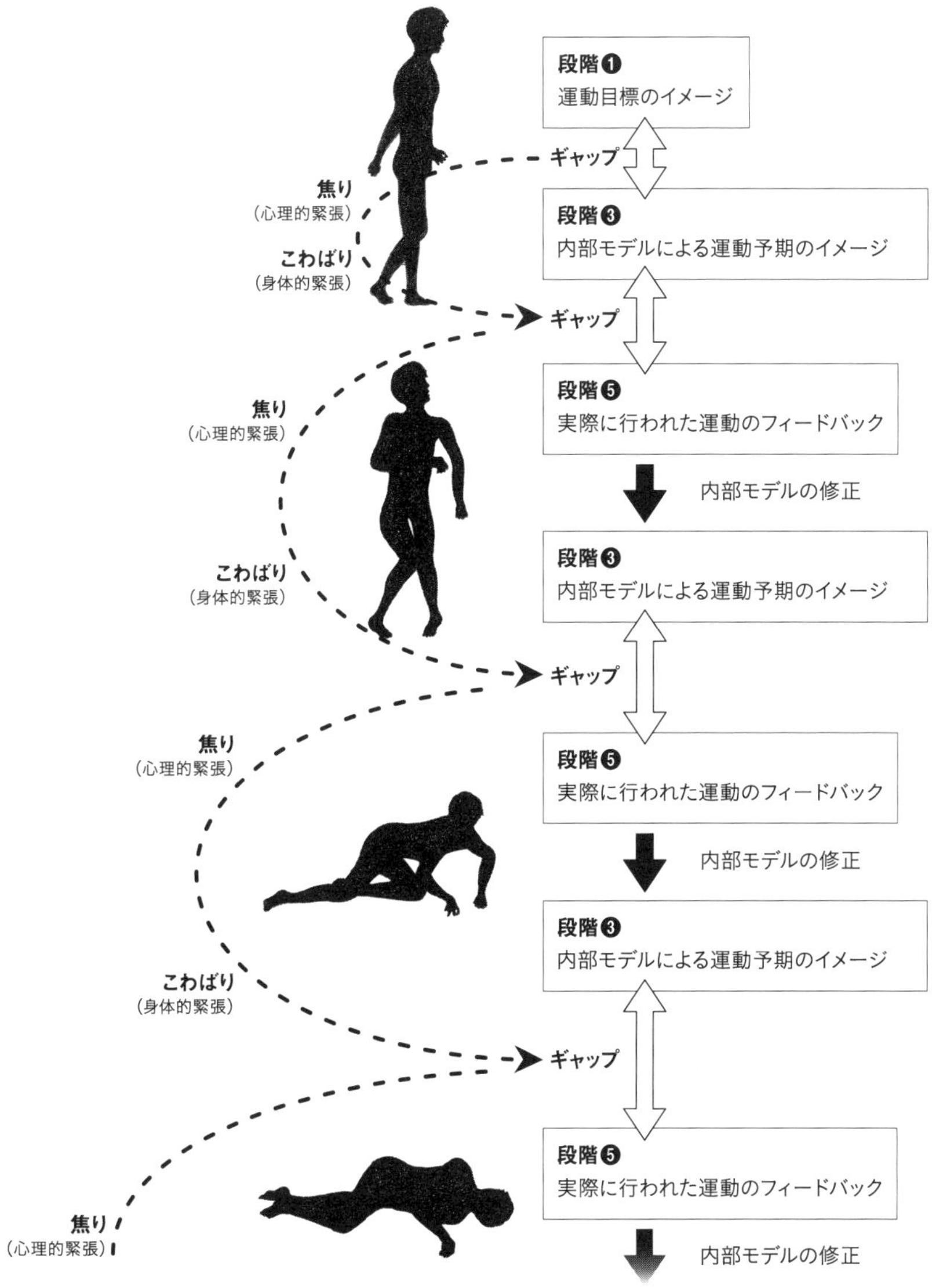

目標設定が高すぎると、焦りとこわばりの悪循環の中で、実際の運動がどんどんと初期の運動イメージから離れていき、「風変わりな運動」があらわになっていく。それと同時に、予測がはずれ続ける内部モデルも修正を重ねていくことになる。

図3

しかし人体には、二〇〇以上の骨、一〇〇以上の関節、約四〇〇の骨格筋がある。数個の関節しか持たない工業用ロボットと比較すると、その数の違いは歴然としている。「意識」といった一つの制御機関によって、これほどたくさんの筋肉の一つひとつに適切な緊張の大きさを指示するのは、その制御機関にかかる負荷が大きすぎる（図4A）。これほどまでに過剰な自由度を持つ身体を、人間はどのようにして迅速、正確、柔軟に制御しているのだろうか。

考えてみればすぐにわかるとおり、人は、歩いたり、走ったり、投げたりというパターン化された運動を行っているときに、個々の筋肉や関節のそれぞれに注意を張りめぐらしながら、意識的に制御しているのではない。歩いている最中に、大腿四頭筋や腸腰筋のぐあいを意識しなくても、スムーズに歩くことができている。それは、多数の筋肉が各々ばらばらに意識からの指令を待っているようなトップダウン式の「縦の関係」だけでなく、意識からの指令を待たずに、ある筋肉の動きが他の筋肉の動きと、緩やかなつながりを持ちながら互いに拘束しあっている「横の連携」があるということを示唆している（図4B）。

このように、たくさんある筋肉同士がある程度自発的に、互いの緊張ぐあいを拘束しあうような連携を持つことで、「歩け」などのようなたった一つの指示で、たくさんの筋肉がいっせいに協調的な動きをすることが可能になる。このような横の連携のことを、ロシアの運動生理学者ベルンシュタインは「身体内協応構造」と呼んだ。人体に「身体内協応構造」が備わっているおかげで、意識から見たときの、身体運動が持つ過剰な自由度は縮減され、運動制御の負荷は減ることになる。★5

この「身体内協応構造」は、意識が命令してもいないのに、勝手に体にみなぎる緊張として感じられる。そういう意味では、先ほど「体の緊張」という言葉で言い表そうとしたものは、より正確には「身

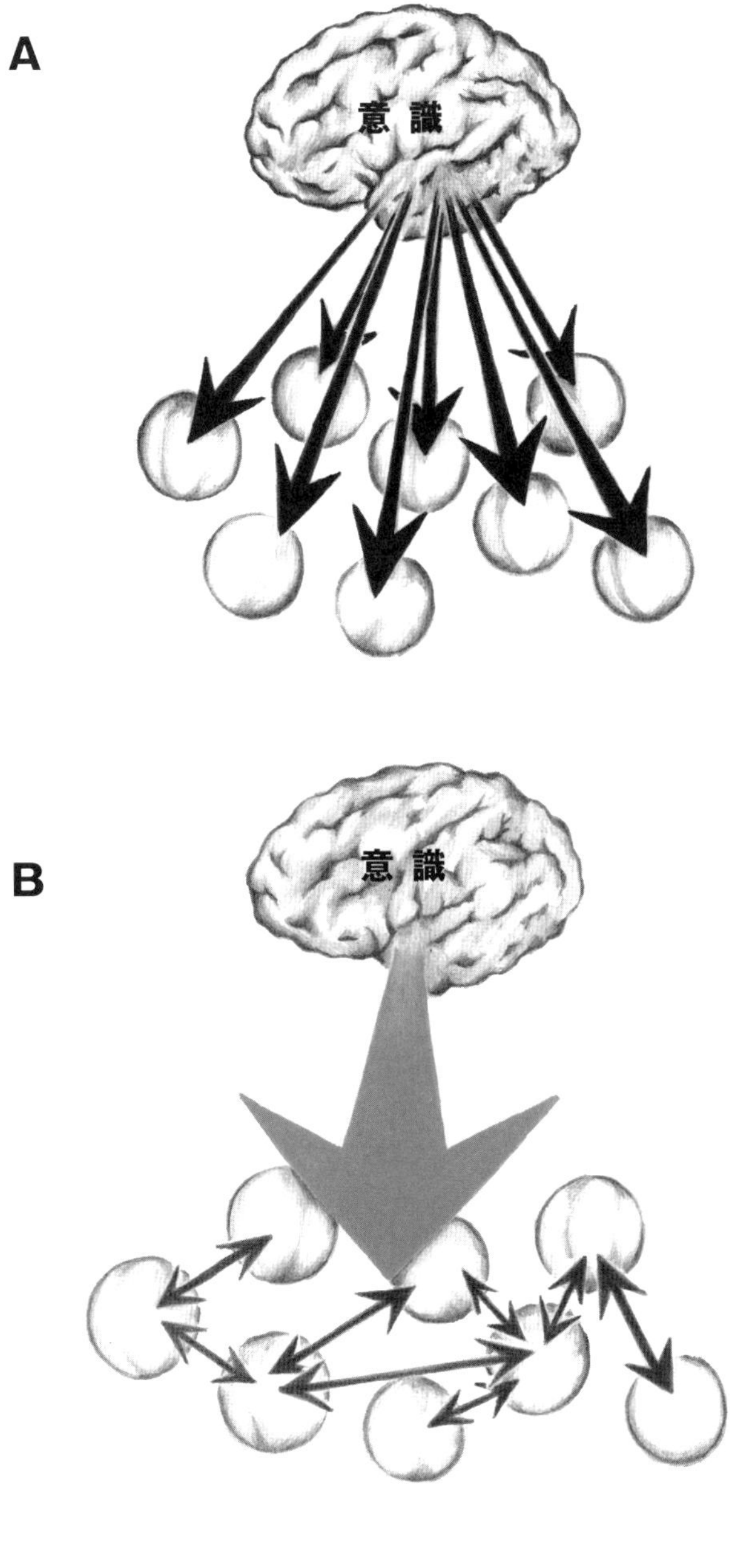

図4

体内協応構造」と言い換えることができるだろう。

私はなぜ全身全霊でパソコンを打つのか

では、私の身体において、この「身体内協応構造」はどうなっているのだろう。

たとえば次頁の図は、私と同じタイプの脳性まひの人がとる姿勢の典型例だ（図5）。両足は内股になって、ひざは曲がり、かかとが浮いている。両腕も同じように回内して、ひじ、手首は曲がっている。試しにこの姿を真似していただければ、水面下で私が感じ続けている全身の緊張を、追体験していただけるかもしれない。

運動目標を持たずにただ寝転がっているときには、体の筋緊張を自覚することはほとんどないのだが、いったん目標を持った運動を始めようとすると、とたんに背中から肩、腕に至るまでが、がちっと一体化してこわばる。背中から腰、足にいたるまでも同時に硬くなっている。

つまり私の身体は、「過剰な身体内協応構造」を持っているということができるだろう。振り返って私の日常的な体の動きを考えてみても、個々の筋肉の緊張ぐあいがそれぞれ分節しておらず、ある部位を動かそうとすると、他の部位も一緒に動いてしまうという実感がたしかにある。[★6]

たとえばパソコンを打つときに、多くの人の様子を見ていると、手首、ひじ、指の関節以外はほとんど動いていないように見える。しかし私の場合は、手首、ひじ、指の関節などの末端にある部分だけが動くということはなくて、それらは中心部にある肩や、背中や、腰の関節と岩のように一つの塊として一体化している。だから全身を総動員して、まさに「全身全霊で」パソコンを打っている（図6）。そのせいで、他の人と比べると肩や腰の痛みがわりと早目にやってくるようだ。

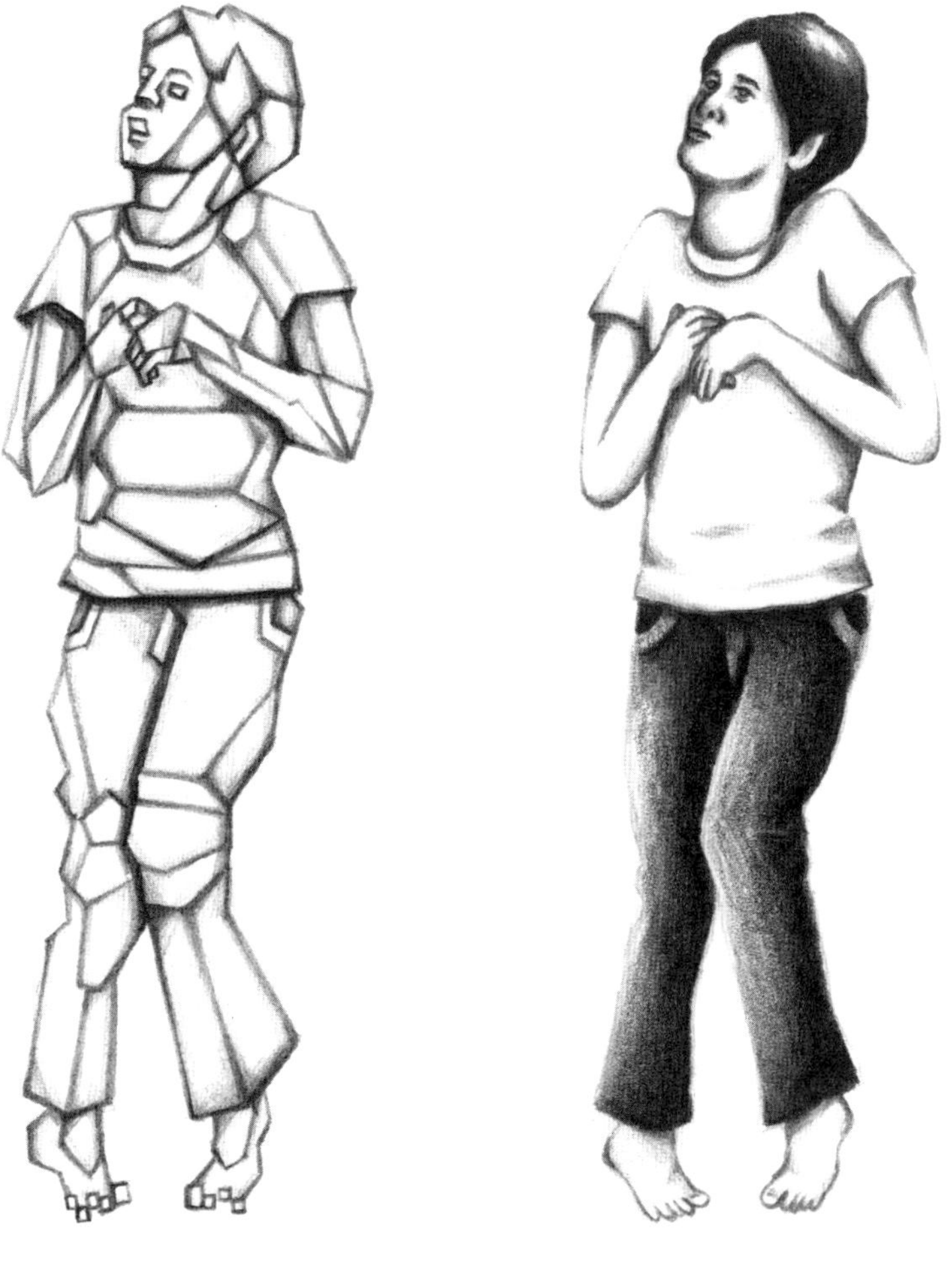

図5

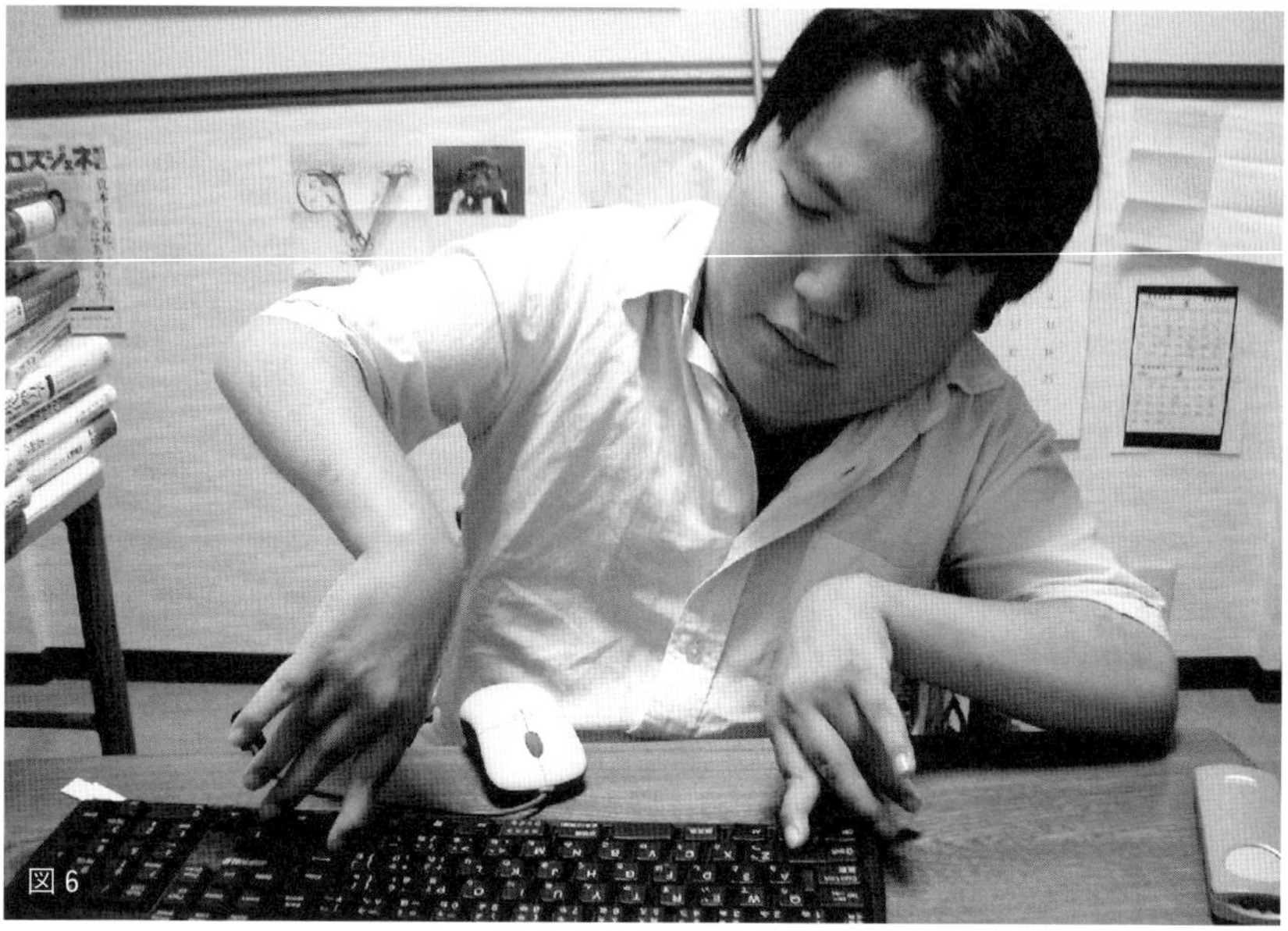
図 6

私はなぜ「びっくり」するのか

また、私の体が持っている「反射が強い」という特徴も、「過剰な身体内協応構造」の一つの例かもしれない。私の体では、多くの人では乳児期にしか見られないような、驚愕《きょうがく》反射（驚いたときに全身がびくっとなる）や、モロー反射（体勢を崩したときに両腕が前に出る）、腱反射などが今でもしっかり残っている。

小学校のころはこの特徴のせいで、よくいたずらのターゲットにされた。同級生のいたずらっ子に突然後ろから大きな音を立てられ、私はそのたびに椅子から落ちそうになるほど体をびくんと動かしてしまうのである。やられるとわかっていても、何度でもびくんとなる。そんなとき気持ちは別段驚いておらず、過剰に驚く身体と異常に冷めきった心とが、乖離しているような感じがあった。

多くの人であれば、大きな音によって生じた鼓膜の振動が、私ほどダイレクトに全身の「びくん」という運動をひき起こしたりはしないだろう。鼓膜の振動と全身の筋肉とのあいだに私ほど強い横の連携はなく、互いに分離しているからだ。つまり、私の持つ「反射の強さ」は、鼓膜などの感覚器の動きと、筋肉などの運動器の動きとのあいだにおける「過剰な身体内協応構造」だとみなすことができる。

このように、私の体をみれば、身体内協応構造は強ければ強いほどいいというものではないということがわかる。なぜなら一つには、意識から独立した感覚器や運動器のあいだにある「横の連携」があまりに強すぎると、意識による運動の制御範囲が小さくなっていくからだ。これは困る。

「あそび」がないから外部に対応できない

そしてもう一つ忘れてはならないのは、どのような運動も、身体の内部だけに閉じているわけではないということである。

たとえば、歩くという運動は、地面と重力が存在して初めて可能になる。歩いているときの地面の起伏などは、一足ごとに予想不可能な環境側の条件なのだが、そういったものにも柔軟に対応して、重力軸と体の軸が一致するような身体運動が継続させられる必要がある。もし地面の起伏によって下半身に起きた乱れが、すぐさま全体の乱れにつながってしまうとしたら、全身が塊として地面の上をごろごろと転がるしかなくなる。そうならないためには筋肉同士の分離が必要なのである。

とはいえ歩くという運動を継続するためには、筋肉が分離するだけではなく、起伏によって生じた下半身の乱れという情報が、他の部位にも届けられ、全身が適切に応答する必要もある。つまり、身体の外部にあるモノと調和しつつ運動を継続するためには、感覚器や運動器のあいだに、「適度な分離」と

「適度な連携」の両方が必要なのだ。

　このように、私の体に存在する過剰な身体内協応構造は、周囲にあるモノと調和のとれた運動を継続するのを妨げる。多くの人の身体は、私の身体に比べておそらくこの身体内協応構造が緩やかなものだから、各身体部位のあいだにある拘束関係は緩く、いわば「あそび」がある。そしてこのあそびがあるからこそ、身体外にある地面の起伏などに運動をなじませることができる。それに比べて私の過剰な身体内協応構造にはこのあそびがないため、身体外の環境になじませるようには運動が調節されにくい。しかもこの過剰な身体内協応構造は、「運動目標から外れていくという焦り」によってさらに強くなり、そしてそれによってますます私の運動は目標から離れてしまうのだ。★7

3 折りたたみナイフ現象の快楽

突然やわらかくなる体

ここまで私は「過剰な身体内協応構造」という言葉を用いて、私の体の特徴のうち、硬い塊のようになる一面について語ってきた。しかし一方で私の体は、独特の「やわらかさ」が表れる局面も持ち合わせている。

私と同じタイプの脳性まひ身体の特徴に、「折りたたみナイフ現象」と呼ばれるものがある。この現象は、私の身体が持つ「やわらかさ」を説明するうえで役に立つかもしれない。

たとえば私がストレッチをされているときに、施術者が私の体のある関節を強い力でぐいっと伸ばすとしよう。筋肉にはもともと、無理やり引き伸ばされるとその引き伸ばし速度に比例した力で、引き伸ばされまいと抵抗する「伸張反射」というものが備わっている。私の場合、この反射に関しても例に漏れず強くなっているから、施術者は強い抵抗を感じることになる。

ところが、施術者が力を入れ続けながらしばらくそのままねばっていると、徐々にその抵抗力は弱まっていき、じわじわと関節が伸びはじめる。そして、ある程度まで伸びると、まるで嘘のように抵抗が消え、すとんと伸び終えるのである。ちょうど、腕相撲で負けるときのことを想像してもらうとわかりやすいかもしれない。これを「折りたたみナイフ現象」という。

グニャグニャの快感

この現象は、私にとって抱擁にも似た気持ちよさがある。自分ではどうすることもできない緊張を他者の大きな力によってほどかれるときの、安心感のようなものを伴っている。

先ほども述べたように私の身体は、あそびの少ない過剰な身体内協応構造によって、身体外にあるモノとの連携がうまくいかず、常に緊張状態に置かれている。ところがこの折りたたみナイフ現象においては、大きな力がいくぶん乱暴に過剰な身体内協応構造をほどくことで、緊張が抜けていく。このとき私の身体は、協応構造以前の多自由度なぐにゃぐにゃとした身体になり、相手の身体のフォルムに合うように屈曲率が変わるのである。それは、過剰な身体内協応構造をほどかれることによってあそびができ、私の身体が他者の身体になじんでいくことが可能になる瞬間であり、そこに快楽がある。

私と同じ脳性まひの人の中には、緊張が強くて曲がってしまう腕を、介助者に頼んで、紐で縛って無理やり伸ばしてもらう人もいる。そうすると全身の緊張がほどけて、しゃべりやすくなるのだそうだ。「わかる気がする」と思う。体のある一箇所の緊張は、強い身体内協応構造によって全身の緊張に至る。しかし逆に、一箇所の緊張が抜けると全身もリラックスする。そうしてできたあそびによって、身体は外界に開かれる。

このようにどうも私の身体は、自分ではどうしようもない「硬さ」の陰で、大きな力でやわらかくしてもらい、外とつながることを望んでもいるようなのだ。

身をあずけ、受動的に開くときに漂う「色気」

折りたたみナイフ現象と同じようなものは、健常者と呼ばれる人の身にも起きているのではないかと思う。たとえば根をつめて仕事をして疲れたとき、人々は休憩《ブレイク》を入れる。このときよく人々は、両手を挙げたり背中を反らせたりといった、「伸び」と呼ばれる運動をする。

この伸びは、折りたたみナイフ現象と同じような快楽をもたらす運動ではないだろうかと、私には思われる。伸びによって人々は、体に蓄えられた過剰な身体内協応構造を文字通り壊し《ブレイク》、たまっていた弾性エネルギーを外部に放出することでリラックスを得ているのだと思う。そうして身体の自由度を上げることで、ふたたび持ち場に戻れるようになるのではないだろうか。

私は常々、脳性まひの人の動きには、どこかしら色気のようなものがあると思ってきた。その色気の源は、この「伸び」や折りたたみナイフ現象と関係がある気がしている。

脳性まひの身体では何か目標をもった運動をしようとするときに、それに逆らうような緊張が否応なしに全身にみなぎるということをすでに述べた。そして運動するときには、その緊張をほどくように、つまり過剰な身体内協応構造を解きほぐすように、自らの身体に暗示をかける。

その暗示のイメージは、私の場合、大きな力に身をあずけるような、グーになった体をパーに開くようなイメージだ。目的への過集中はかえって緊張を強め、思い通りに動けなくなるから、むしろ目的意識を緩め、身をあずけるようにして動く。折りたたみナイフ現象では、実在の他者が大きな力で私の体を開いたのであるが、そのような他者の代わりに、私はイメージの中で大きな力を想定し、身をあずけるのである。

開くといっても、能動的に開こうと努力するとますます固く閉じていく。あくまでも、大きな力に対して受動的にあずけなくてはいけない。そうやって体を開くことで初めて、運動が可能になる。つまり脳性まひの動きからそこはかとなく感じ取られる色気は、この、否応なしに固く結ばれる身体と、それを自ら受動的に開いていこうとする姿とのあいだに生じる葛藤に端を発しているのではないだろうか。

4 動きを取り込み、人をあやつる

なぜ私は夢の中で歩けるのか

ここまでのところで、私の体には過剰な身体内協応構造があり、それによって動きについてのある特有の困難を抱えるということを述べてきた。

しかし他方で私は、寝ているときに見る夢の中では自由に歩いたり走ったりすることがある。風を切って走るときの、身体の躍動や弾むような爽快な気分も、夢の中では味わっている。実際には一度も経験をしたこともないのに、である。

夢の中では歩くことができる、という事実は、私に次のようなことを教えてくれる。すなわち、私は、自らの身体を使って歩いたり走ったりしたことは一度もないけれど、後天的に周囲の人々が動いている様子をじっと見て記憶し、それらの視覚イメージを自分の筋肉の運動情報へと変換することで、歩くときの筋肉の躍動を追体験できているということである。

むろん、私が勝手に追体験していると思っているだけかもしれないが、私は物心つかない時期から「健常な体の動き」というものを想像的に取り込み、「健常な身体と、そこから感じ取られる外界」についての健常者向け内部モデルを育んできたのだ。そして、こわばりやすい実際の身体とのやりとりがオ

フラインになる夢の中では、何物にも邪魔されずにその内部モデルの中で動き回ることができるのである。★8

自分では実行できない他者の動きを想像的に取り込んだ例としては、中学生のころ、かじりつくようにテレビで見ていたブレイクダンスを思い出す。ブレイクダンスでは、見たこともない、予想を裏切る身体の不思議な動きが技として次々に繰り出され、私の目は釘づけになった。彼らの動きは、驚嘆とともに私の中へと強烈に刷り込まれた。

当時の私はときおり白昼夢のように、取り込んだブレイクダンスの動きをイメージのなかで再生させていた。それは視覚的に再生するというよりもむしろ、自分の身体を使って運動情報として再生するような感じだった。わかりやすくいうと、観客の視点ではなくパフォーマーになったつもりで思い出していたのである。思い出している最中、私は無意識のうちに突然手足を動かしてしまうことがあったらしく、ときどき周囲から不思議がられていた。

傍目から見ると、私の動きはダンサーのそれと似ても似つかぬものだったに違いない。おそらく本当のダンサーは鏡を見たりしながら、外から見た自分の動きが内部イメージと対応するように調整していくのだろう。しかし私の場合は、それがうまくできなかった。

四歳の妹にムーンウォークを教えてみた

白昼夢だけで満足できなくなった私は、他人の身体を拝借した。ダンス経験のない友人や四歳の妹を捕まえては、ムーンウォーク★9などの技について、イメージを伝えはじめたのである。

「脚をそろえてまっすぐに立った状態から、片方のかかとだけを浮かせます。かかとを上げたほうのひざは、自然と少し曲がります。腰は水平を保つように。そうです。次に、かかとを上げたほうの脚は動かないようにしながら、かかとがついているほうの足を、かかとをつけたまま摺《すり》足で後ろに動かします。はい。今度は逆に、浮かせていた側の脚はかかとをつけ、反対側はかかとを浮かせて、再び床にかかとがついているほうの足を摺足します」

運動イメージを言葉によって伝えるのは、難しいものだ。伝えた言葉にしたがって、他者は体を動かす。しかし思っていた視覚イメージとは違うことがわかり、どこが違うのかを録画しておいたビデオと比較する。「そうか、重心がもっと後ろなのか」とわかり、今度は「摺足側に摩擦がかかって大変だけど、重心は後ろに。でないと不思議さが出ません」などと指示を追加する。それによって、私の運動イメージも重心を後ろにしたものへと修正される。そして、靴と床の摩擦が結構重要だということも知るようになる。

今から思うと、自らの欲望のために、たいしてダンスに興味のない他者をつかまえてダンスさせようというのだから、相手にとっては迷惑な話である。しかし私にとっては、素人をつかまえることにこそ意味があった。なぜならほかならぬ私自身がブレイクダンスに関しては素人なのだから。いま述べたような試行錯誤の過程を踏むことで、私の中の運動イメージが徐々に洗練されていくことが楽しいのであり、それを可能にするために、素人の身体が必要不可欠だったのである。

自らの身体を使った試行錯誤と違い、他者の身体を使った試行錯誤は、身体外部からリアルタイムで観察がしやすい。たとえばフィギュアスケートや空手を習う子どもの親など、自身にはそのスポーツの経験がないものの、子どもに対して言葉を使って的確なアドバイスをする人もいる。彼らはおそらく私と同じような回路で、成長していくわが子をお手本と見比べながら、親自身も脳内運動イメージを育ててきたのではないかと想像する。

動きを取り込んで介助法を教える

このような取り込みの過程は、私と介助者のあいだでも生じ続けている。というのも、初めての介助者に介助してもらうとき、介助者は私の身体をどのように扱ったらよいのかがわからないからだ。介助者は「どのように介助したらいいか教えてください」と言う。ところが、私自身も介助者の立場に立ったことはない。だから私は、介助行為を体験したことがないにもかかわらず、介助における運動を指示する立場におかれることになる。

他人に介助してもらう経験が浅かったころ、私はまだ指示をうまく出せずにいた。しかしその後、素人を含めた数多くの介助者との関係の中で、介助者のさまざまな身体運動をよく見て、自らも介助行為を追体験してきた。それと同時に介助される側としても、快や不快を感じてきた。そうした経験を重ねるうちに、「介助者の動き」とそれに伴う「快不快」の両者を比較することで、「この介助の仕方は○、でもこれは×」と対応付けを完成させていくことになった。

現在では介助者の身体を一見して、その人に可能な身体運動の範囲を推察できるようにもなりつつある。それらを踏まえて、双方にとって快適な介助の仕方を新しい介助者に言葉で伝えるのである。

このようにして私は小さいころから、自らが実行できない「健常な動き」についてのイメージを内面化してきたのだが、そうやって生み出された「健常な動き」のイメージと、実際に私の体から繰り出される運動とのあいだには、当然ながらギャップがある。このギャップを埋めたいと周囲が望んだため、私は物心つく前から十数年間にわたって、「健常な動き」を実行できるようになるためのリハビリを受け続けることになったのである。

第二章 トレイナーとトレイニー

朝起きた私を父がベッドから抱え起こし、背後から前抱きにして階段を下りる。そしていつものように父に体を支えられながら、私は郵便受けまで歩いていき、朝刊をとる。

毎朝八時半までに小学校の教室に入っていなくてはならないから、母は大忙しだった。戦闘前の気付け薬なのだろう、粉が溶け切らないほど濃いインスタントコーヒーを大きめのコップに注いで、母は台所でそれをぐいっと飲んだ。あるもので作った朝食を私と妹が食べているあいだ、母が父の弁当をつめる。保育園児の妹が「お兄ちゃんこれいらない、あげる」と言って、ブロッコリーを私の皿に入れる。「ほら晋一郎、早く食べちゃって」と母に言われ、私は急いでかきこむ。

食べ終わった私を父が前抱きにして便所まで運んで便器に座らせて、そこで制服に着替えさせ、歯磨き粉のついた歯ブラシを私に手渡す。私が歯磨きをしながらトイレをしているあいだに、母はまだ小さい妹の保育園に行くための身支度を整え、玄関で靴を履かせて待たせておく。一足先に出勤する父はトイレまでやってきて「じゃあ、行ってきます」と言い、私は便器に座ったまま「行ってらっしゃい」と送り出す。

失禁が怖い私は、いつも時間ぎりぎりまで便器に座る。タイムリミットが来ると母がトイレまでやってきて「そろそろよ、いいかしらね」と言い、私は再び母に背負われてワゴンの自家用車の後部座席に座る。妹は助手席だ。はじめに妹を保育園に降ろし、車は小学校に向かう。

私をおぶった母が息を切らして教室に滑り込むのは、なぜかいつも時間ぎりぎりになってからだ。担任の視線は厳しく、おぶわれたまま親子ですまなそうに会釈する。そして母は私を椅子に座らせてから、また会釈して教室を出て行く。

これが家族による「いつもの朝の風景」だった。そして学校に到着してからは、多くの「健常な」同級生たちに囲まれた「いつもの小学校生活」があった。

授業中は、私と同級生とのあいだに、さしたる違いはなかった。教科書やノートをめくったり、字を書いたり、消しゴムで消したりといった机の上のことならば、少しスピードは遅いもののなんとかこなすことができた。休み時間は机の上で自由帳に得意の絵を描いているのが好きだった。同級生が私の描く絵見たさに机までやってくるのが嬉しく、私はみんなのリクエストに応えて絵をたくさん描いた。みんなが校庭に出て行ってしまうと少し寂しい気持ちもしたが、たまに幼なじみのM君や母が、私を背負って校庭に連れ出してくれたりもした。

しかし当時の私は、そんな同級生たちの知らないところに別世界をもっていた。


八月も終わりが近づいてツクツクボウシが鳴くころになると、小学生の私は毎年、関門海峡を渡って山奥にある施設に行った。一週間ほどリハビリの強化キャンプに参加するためである。そこは小学校とはまるで違う世界だった。

施設にいる大人は私の一挙手一投足をじっと見た。それは私のことを見ているという感じではなくて、何か私の気持ちの在りかとは別のところに焦点が合っているような、こちらからは関われなさそうな視線だった。きっと大人たちは、「緊張が強いな、どういう介入がよいかな」などと思いながら、私の動きを見ていたのだと思う。そんなまなざしの先で、私は体の緊張を強くして「障害児」になる。

私が持つ私自身についてのイメージというものは、ほんとうに置かれた環境によって変わるもので、この施設に来ると小学校の教室にいるときに抱く私自身へのイメージは消えて、そのかわりに潜在化していた「障害児」という自己イメージが引っ張り出された。

小学生の私は、リハビリのときぐらいしか障害を持った他者に出会うことがない。周囲を見渡すと、施設に来た他の子どもたちも私と同じように小さくなって、外界のどこにもまなざしを注げずにいる人間特有の、うつろで落ち着かない目をしていた。

それはまるで今の私を鏡に映したみたいだった。どこを見ても私だ。「私」たちはまなざしによって「私たち」にさせられる。「私たち」はそんな大人たちのまなざしを避けるように、畳の敷かれた大人のいない休憩室へと這っていく。

1
ほどかれる体

「大きな手」が私を溶かす

私が受けていたリハビリでは、リハビリをする側がトレイナー、される側がトレイニーと呼ばれていた。毎回のセッションは一時間半程度で、一日にそれが三〜四回行われる。

セッションの内容はトレイニー一人ひとりの状態に応じて異なるのだが、私のセッションの前半は、過度な身体内協応構造のために硬くなった私の筋肉や関節を、トレイナーがストレッチのような方法でほぐす。そして後半は、ほぐされてぐにゃぐにゃになった私の体にトレイナーが介入し、「健常」な姿勢や動きを与えようとする。

セッション前半のストレッチのときには、すでに述べた折りたたみナイフ現象と同じことが起きる。ストレッチ中は、大人であるトレイナーの身体が、いつもにも増して大きく、強く見えている。大きくて近くて、およそ身体の全体像を見晴らすことができず、「大きい手」「大きい太もも」「大きくて丸いひざ」「大きくてぽっかり開いた口」など、身体の各パーツがそれぞれ断片化して目に入ってくる。そして、それらのパーツのうちのどれか、たとえば「大きい手」が私のところにやってきて、緊張して硬くこわばった体を、ゆっくりとほぐしていく。

大きい手が私に触れた瞬間、私の体はこわばり硬くなるのだが、大きい手がそのままひるまずに力を加え続けていくと、やがて身体内協応構造がゆるゆるとほどけていく。たとえるなら熱を加えられることで、氷が徐々に、その結晶構造をほどいて水になっていくようなイメージだ。また身体内協応構造がほどけることによって、私の体の中にあそびが生まれ、周囲となじむようになる。

そうして緊張から弛緩へと移行するにつれ、トレイナーの身体と私の身体とのあいだにあったぴりぴりとした壁のようなものは徐々に薄らいでいき、二つの身体がなじみはじめる。

「あっ！　あああああ〜」と敗北図式

この緊張→弛緩→融和の過程は、寒い冬に仕事から疲れて帰ってきて、熱い湯船につかるときの「あっ！　あああああ〜」と同型だろう。『あっ！』が熱い湯に囲まれた瞬間の「緊張」で、これは遠くにあったトレイナーの身体の一部が、私のすぐ近くまでやってきて触れはじめる瞬間にあたる。続く『ああああ〜』が、徐々にほぐれる筋肉の「弛緩」とそれに伴って起きる湯との「融和」であり、これはストレッチによって身体がほぐされ、引き続きゆるゆるとつながっていく過程に相当する。

ゆるゆるとほぐされる快楽のなかで、私はブレイクダンスの動きを取り込んだのと同じように、トレイナーの手の動きを追尾し、自らを重ね合わせる。トレイナーの手のほうに自らを重ねているときには、私の手は「触れられる側」として対象化され、逆に私の手のほうに自らを重ねているときは、トレイナーの手が「触れられる側」として対象化される。その往復運動の中で、否応なしに二つの手は比較にさらされる。

私はこのとき、手という同じ部品であるにもかかわらず、そこに大きさ、強さの圧倒的な非対称性があることに、胸を鷲摑みにされたような感覚を持った。私とは異なる身体との対比によって、初めて私は自分の身体を外側からまなざし、同じ部品をもっているのに非対称であるということ、相手の立場になれたかもしれないのに自分は今ここの小さくて弱い立場であること、そういった「敗北図式」のようなものをその状況に当てはめたのである。

大きな手が、大きな力で、なかば強引に、しかしていねいに、私の動きを拾いながらゆっくりと硬くこわばった私の体を開いていく。そして、身体内協応構造にあそびができた私の体は徐々にその大きな手になじんでいく……。

2 まなざされる体

ああ、ここが腰だったのか

ストレッチが終わり、体がトレイナーの身体になじんで融和しはじめたころに、急にトレイナーの身体が私から離れる。支えを失った私の身体は、またキュッと怯えるように身体内協応構造を一瞬強めるが、やがて住み処を床にかえてだらんと寝そべる。

トレイナーは、トレイナー自身の体全体が私の視界に入るくらい遠くに移動し、私が課題としてとるべき姿勢や動きを実演してみせる。私は画面の中のブレイクダンサーと同じような要領で、あちら側に行ってしまったトレイナーの動きを想像的に取り込もうと努力する。

このときも私は、トレイナーの身体をパーツに分けてじっと観察し、各パーツの動きと、パーツ間にある身体内協応構造に注目している。各パーツに対応する部位はどこなのかを、私の身体内部に探索し、トレイナーの運動を私の身体で再現するイメージに集中する。そうするうちに、意識は外界から身体の内側へと向いていく。

……トレイナーの姿は見えない。意識は内側に向いている。内側に向いているというのは、私の身体を外側から視覚的に見るまなざしではなく、視覚でも聴覚でもない、筋肉の緊張ぐあいや腱の伸びぐあいといった、いわば体性感覚によって意識が占められているような状況だ。視覚は外界に向いておらず、先ほどのトレイナーの動きを記憶の中から引き出して再生して見ている。

そこへ、姿の見えないトレイナーの声が聞こえてくる。

『もっと腰を起こして』

姿の見えない声は、あらがえない力を帯びる。私からはまなざせない場所にいる声の主は、一方的に私をまなざしている。私は焦って、私の内部に「腰」を探る。

「これだろうか。これが腰だろうか。腰を起こすというのは……こうだろうか」

私は自信のないまま腰を起こそうと動かしてみるのだが、すぐに、

『違う！　ここだよ、ここ！』

という大きな声とともに、体のある一箇所に、指でつつかれたような点状の刺激を感じる。私は、「ああ、ここが腰だったのか」と、指でつつかれた場所に意識を向ける。腰の場所はどこだろうと自分の身体内部を限なく探っていたときには見つけられなかった場所に、腰はあった。腰は、意外な場所から急にその姿を現した。それは、他者だ。私と腰とのあいだには、互いに相手の動きを感じ合い、相手の動きに影響を与え合うような関係がいまだ成立しておらず、体の一部とは言いがたい状況で、私がどうす

れば腰がどうなるのかまったくわからない。私はその腰なるパーツを操れない。腰を起こすといっても、どうしたらいいのかわからない。声は続ける。

『背中も起こして！　ここ！』

また点状の刺激を感じる。そして「背中」という他者がまた一つ、立ち現れる。つつかれるたびに意外な場所から私の身体のパーツが、一つ、また一つと姿を現す。私はそのたびに、「私が私の体を支配しているという感覚」を失っていき、統合された一つの体が、各々勝手に動くパーツたちへとばらばらになっていくような感じに襲われる。

こうして、命令に従おうともがけばもがくほど、私の身体がうちに秘める思い通りにならなさが顕在化していき、やがて私の体はばらばらに散らばっていくのである。先ほどまではなかったはずの他者たちが身体内部に生まれ、それによって体を切り分けられるような感覚。私の体は私のものではなくなってしまった。

鏡の中の、私のようなもの

もうどうしたらいいかわからないまま身をすくめていると、私の前に一枚の鏡がふいに置かれる。急に視界が外界を向き、いくぶん正気に戻る感じがする。視覚を取り戻すと、そこには目を背けたくなるような、意味不明の姿勢をとる私のすがたがある。

おそらくトレイナーは、私が軌道修正する羅針盤を与えるために鏡を持ってきたのだろう。しかし想像していた以上に手本からかけ離れている自分の身体を見て、どこからどう取り組めばいいのかさえわからず、ますます私は呆然とする。

このようなとき、私の意識は、視覚的にも、体性感覚的にも私の体のほうを向いている。そして、声と点状刺激の主であるトレイナーも、私の体をまなざしている。私のまなざしも、トレイナーのまなざしも、私の体に向かっている中で、私はなるべくトレイナーと同じまなざしを持とうと苦闘している。私の体は一方的にまなざされる。トレイナーは私の意識にはほとんど姿を現さず、私はまなざし返すことができない。

「これがあるべき動きである」という強固な命令とまなざしをひりひりと感じながら、焦れば焦るほど、その命令から脱線する私の身体の運動がますます露《あらわ》になっていく。

そしてこのリハビリの場においても、運動目標を逸脱してしまうかもしれないという焦りと、それに続いて引き起こされる敗北による恥辱感には、高まった身体内協応構造がエネルギーとなってがくがくと放出されるような、退廃的な官能が伴っていた。あの女子との腹ばい競争でまさに負けようとしていたときと同じように。

3 見捨てられる体

苛立つトレイナー

キャンプ中のトレイナーは、その後も私のつたない動きを許してくれなかった。どこをどのように動かしたらいいのかまったくわからずに動けなくなっている私に、トレイナーは徐々に苛立ちを募らせてくる。

そして、さっきまで私には姿かたちの見えなくなっていたトレイナーが、突然眼前にその巨大な体を現して、ふたたび課題訓練前のように私の体を組み伏せてストレッチをする。しかし今度は課題訓練前とは異なり、思い通りの形になってくれない私の身体に対して、粘土細工を正しい形にするように物理的に介入してくるのである。私の体に対する苛立ちが、トレイナーの一挙手一投足から伝わってきて、私は体をこわばらせる。

セッション開始時のストレッチのときは、折りたたみナイフ現象によってじわじわと私の過剰に凝り固まった身体内協応構造がほどかれ、徐々にトレイナーの体へとなじんでいくような感じがあった。しかし苛立ったトレイナーの介入はそれとは違うため、私の体はほどけることがなく、トレイナーの身体へとなじんでいく感じもない。ただ小さく固まって攻撃に耐えようとしている。私の身体とトレイナーの身体は融和するものにはならず、そのあいだには境界線がしっかりとある。痛覚は過敏になっていて、少し触られただけでも「痛っ！」と声が出る。そんな私にトレイナーの苛立ちは増し、ぐいぐいと暴力的に押したり引っ張ったりしてくる。

ここに快楽はない。あるのは、痛みと怯えと怒りだ。[★10]

体をパーツごとに切り離して渡す

課題訓練前に行われる体をほぐすためのストレッチと、課題訓練がうまくこなせなかったときに苛立ちとともに行われるストレッチとは、強引に身体に介入されるという意味では同じだが、前者に「ほどけと融和」があるのに対して、後者にあるのは「固まりと恐怖」である。

トレイナーの動きは、私の動きとはまったく無関係に遂行されていて、私の体が発する怯えや痛みの信号はトレイナーによって拾われない。トレイナーは交渉することのできない他者、しかも強靭な腕力を持った他者として私の体に力を振るうのだ。

私の体はやがて、じわじわと敵に領地を奪われていくかのように、トレイナーの力に屈していく。

まず腕が、足が、腰が、一つまた一つとトレイナーの力に負け、ふにゃりと緊張が抜けていく。

しかしそこには、折りたたみナイフ現象のときのような快楽はない。むしろ、腕や、足や、腰を、私の体から切り離してトレイナーという他者へ譲り渡すような感じだ。

＊

このように、トレイナーは私の体に「健常な動き」を与えようとして、さまざまな関わり方をした。これまで述べてきたようなトレイナーとトレイニーの関係性のさまざまなありようを、次のように分類・整理してみる。

A 「**ほどかれる体**」の**項で述べた、互いの動きを《ほどきつつ拾い合う関係》**

B 「**まなざされる体**」の**項で述べた、運動目標をめぐって《まなざし／まなざされる関係》**

C 「**見捨てられる体**」の**項で述べた、私の体が発する信号を拾わずに介入される《加害／被害関係》**

本章の後半では、この三つの関係性の違いをもう少し詳しく見ていくために、各々を比較していこうと思う。

4 心への介入が体をこわばらせる
《まなざし／まなざされる関係》とは何か

第一章でも述べたように、多数派の人々と比べると、私の体にはより強い身体内協応構造があるために、「健常な動き」を実行できない。だからＡ《ほどきつつ拾い合う関係》でトレイナーはまず、そんな私の体をほどく。ほどいた結果、私の体の中に生じたあそびというのは、自由な運動の選択幅のようなものである。だからＢ《まなざし／まなざされる関係》においてはその選択幅の中で、より「健常の動き」に近いものを選んで実行するよう仕向けられる。

しかし私の体は運動目標を与えられると、特にその目標設定が高すぎるほど、焦りで身体内協応構造を強めてしまうという特徴を持っている。だから《ほどきつつ拾い合う関係》から《まなざし／まなざされる関係》に移行すると、せっかく私の体に生じていたあそびが奪われ、また体は硬くなってしまう。この特徴があることで課題訓練はうまくいかずに、結局どれだけやっても「健常の動き」を手に入れることができなかったのだと推測される。

「自らすすんで私に従え」

課題訓練のときにしばしばトレイナーは、

「ほら、頼らずにもっと主体的に動かして！」

というような声かけをしたが、私はそこに違和感があった。この声かけはトレイナーの物理的な支えや、トレイナーからの具体的な指示に依存せずに、「自発的に」体を動かせという指示である。それを聞いて私はおそるおそる体を動かしてみるのだが、そうするとすぐさま、

「ちがう！」

と言われるのである。

これは《まなざし／まなざされる関係》において、トレイナーから私に注がれるまなざしが、矛盾をはらんでいることを示唆している。「自発的に」という言葉は、トレイニーが自らの自由意思に基づいて運動せよという含みをもっているのだが、同時にそこには自発性だけではなくて「私の指示に従え」というトレイナーの命令も込められている。つまりトレイナーは、「自らすすんで私に従え」と言っていることになる。だから、そこで掲げられる「主体」というのは、トレイナーの命令への「従属」とセットになっているのである。

このような関係では、私の体だけではなく、私の努力の仕方や注意の向け方などの内面までもがトレイナーによって監視されている。これはつまり、体だけではなくて心にも介入されているような事態である。

このようにして《まなざし／まなざされる関係》のような状況では、うまく動けない責任を「私自身」に負わされるような焦りが生じることになる。そしてその焦りが、私の身体内協応構造を強め、悪

循環へと陥らせていくのである。

運動目標を与えるために、意思や注意といった領域に介入しようとするリハビリが、かえって私の運動を脱線させたという経験をふまえると、《まなざし／まなざされる関係》の中でリハビリが行われることの限界を、私たちは考えていく必要があるだろう。それについてはまた第五章以降で詳しく述べることにする。

私は「一気に」「一人で」自壊する

身をゆだねるようにして体がほどかれるA《ほどきつつ拾い合う関係》とは異なり、B《まなざし／まなざされる関係》のような状況下では、はじめ、焦りの中で体は徐々にこわばっていく。しかしそれはいつまでも続くものではない。焦りとこわばりの悪循環は、腹ばい競争のときと同じように、やがて私を敗北の官能へと導き、私の動きはだんだんと無秩序無軌道なものになっていく。そして私の中に焦りやこわばりとして溜まっていたエネルギーは、ある一線を越えると、ぶるぶると震える律動的な痙攣となって空中に散逸していき、私の体の身体内協応構造は一気にほどけてぐにゃりとなる。

このように《ほどきつつ拾い合う関係》でも《まなざし／まなざされる関係》でも、結局私の身体内協応構造はほどけるのだが、そのほどけ方は二つの点で異なる。

一つ目の違いは、《ほどきつつ拾い合う関係》ではトレイナーという他者が物理的に介入することで受動的に「ゆっくりと」ほどかれるのに対して、《まなざし／まなざされる関係》においては焦って高ぶる私自身が自壊するように「一気に」ほどけるという点。

そして二つ目の違いは、《ほどきつつ拾い合う関係》ではトレイナーがほどけた私の体を支えてくれ

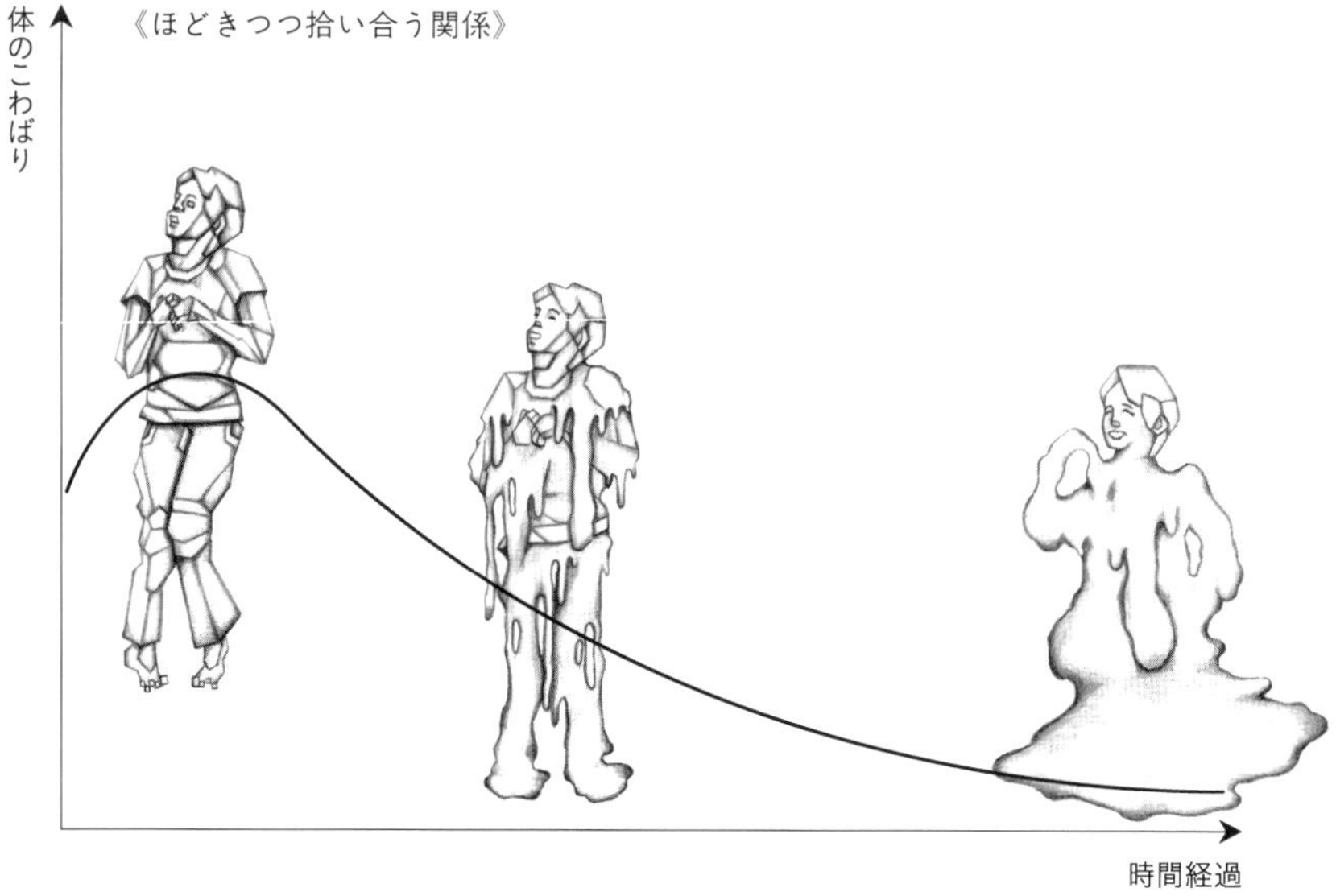
体のこわばり
《ほどきつつ拾い合う関係》
時間経過

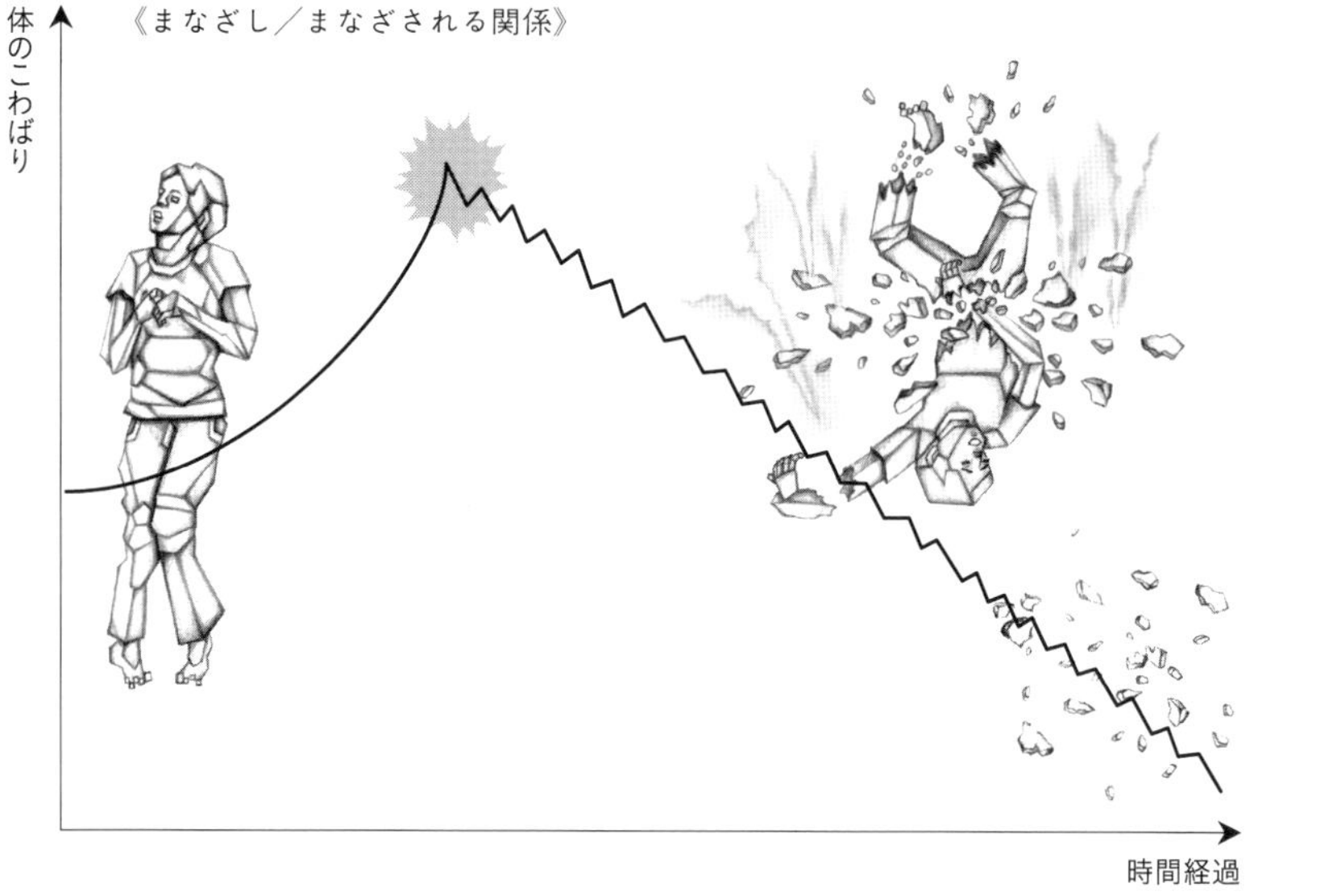

図1

る床のような存在なのだが、《まなざし／まなざされる関係》ではほどけた私の体はトレイナーに支えられることなく、一人崩れ落ちるという点だ（図1）。

つまり《ほどきつつ拾い合う関係》のほどけは、ほどけたあとに支えてくれる他者への信頼のなかで身をゆだねるようにして起きるのに対して、《まなざし／まなざされる関係》のほどけは、他者からの命令に自ら「主体的に」従おうとして、一人で自壊するように起きる[★11]。

また、どちらのほどけにもある種の官能があるが、前者が安心な気持ちよさなのに対して、後者は恐怖心が入り混じったような鮮烈な官能である。そして後者では達したあとに、「ああ、お仕置きをされる」という恐怖心がぞわっとわが身を襲い、すぐにまた体がこわばる。そして案の定、C《加害／被害関係》が後に続くのである。

5 体への介入が暴力へと転じるとき
《加害／被害関係》とは何か

B《まなざし／まなざされる関係》で見られるような、心への介入がもつ問題点というのは、その監視自体によって体がこわばり、かえって運動目標から離れてしまいかねないということだ。

しかし、心への介入が問題だからといって、体への介入ならば何をしてもかまわない、というわけではもちろんない。体への介入は容易に暴力へと転じる。だから体への介入が暴力にならないための条件は何か、ということを問わなくてはならない。

トレイナーと私のあいだにあるA《ほどきつつ拾い合う関係》、B《まなざし／まなざされる関係》、C《加害／被害関係》という三種類の関係性のうち、A《ほどきつつ拾い合う関係》とC《加害／被害関係》は、トレイナーが私の体に物理的に介入するという点では共通している。[★12] しかし、私の中で起きていることはまるで違うものだ。以下、この二つの違いについて述べていく。

相手の身体に入り込み、まなざしが共有される──つながっていく身体的介入

A《ほどきつつ拾い合う関係》において、たとえばトレイナーが私の腕を伸ばすとき、トレイナーの

「腕を引っ張る」という動きと、私の「腕が伸びる」という動きはセットになっている。ここで、「腕を引っ張る」が能動的運動で、「腕が伸びる」というのは能動的運動によって引き起こされた受動的運動のように思われがちである。それは間違いではないけれど、それほど単純でもない。

トレイナーは、私の腕の伸びぐあいや筋肉の張りを感受しながら、「腕を引っ張る」力の強さを調節しているのであって、そういう意味では、私の「腕が伸びる」が能動的で、トレイナーの「腕を引っ張る」が受動的ともみなしうるのだ。このように、私の腕の動きとトレイナーの腕の動きとのあいだには、相互に情報を拾い合い、影響を与え合う関係が、ある程度成立している。

このようなときには、私の動きによってトレイナーの動きをある程度操ることができる。たとえば、腕を引っ張ってほしければ、わずかに私の腕をトレイナーの側に差し出して、もどかしそうにぎこちなく私の腕を伸ばそうとすればよい。そうすると、トレイナーは催眠術にかかったように、私の腕を伸ばしにかかるだろう。

このようにお互いが相手の腕の動きを探り合っているときは、二人の意識の中で「私の腕」と「トレイナーの腕」が、これから関係を取り結ぼうとする接触点としてまなざされている。こうして、二人の身体が調和しつつあるときというのは、二人のまなざしが注がれる先がそろってくる。

また、まなざしの注ぎ先がそろうだけではなく、まなざしがそこから発するところの「二つの身体」も融合してくる。なぜなら《ほどきつつ拾い合う関係》においては、ブレイクダンスを取り込んだときと同じような「相手の動きを想像的に取り込む作業」を通じて、私はトレイナーの動きを追尾し、トレイナーの体の中に入っていくからである。そしてその延長線上に、トレイナーの体からはどのような景色が見えるかということについても、想像的に取り込まれることになる。センスのいいトレイナーならば、これと同じことがトレイナーの中でも起きていて、私の身体の中にトレイナーが入り込み、私の運動と私から見える景色をなぞっている。

こうして調和が目指されているときに、互いが相手の身体に入り込みあい、まなざしを二人が共有することになる。このような、つながりつつある二人が共有する「一つの対象に向かう複眼的なまなざし」を、「融和的なまなざし」と呼ぶことにしようと思う。このまなざしは、私一人の身体やそこからの単眼的な視点に収まっていないという意味で、客観性を備えていると言える（図2）。

退屈な映画を見ている観客――離れていく身体的介入

C《加害／被害関係》における調和がない暴力的なストレッチにおいても、私の身体から離れ、宙に浮いて事態を俯瞰して眺めている、ある意味客観的な「私」は存在する。しかし、相互の入り込み合いによって立ち上がってくる「融和的なまなざし」と、身体を奪われたことによって宙に浮かぶ「私」とは、まったく別物と考える必要がある。

課題訓練後のストレッチのような《加害／被害関係》において体が見捨てられていくときの、体のパーツを一つずつ切り離して統一感が失われていく感じというのは、ちょうど私が「二次元の世界」にいるときの机や本棚のように、私にとって無関係なモノとして体のパーツを見捨てていくプロセスだ。

そこでは、体のパーツが次々に減っていく感じで身体の統一感が失われていく。私はもはや、切り離された腕や足といった体のパーツから発せられる痛みを、我がことのように感じにくくなっている。私の体とトレイナーの体とのあいだにあったはずの自他の境界は、体のパーツを一つまた一つと略奪されるに伴って、どんどんと私側に押し寄せてくる。そして最終的には、体のほとんどをトレイナーに奪わ

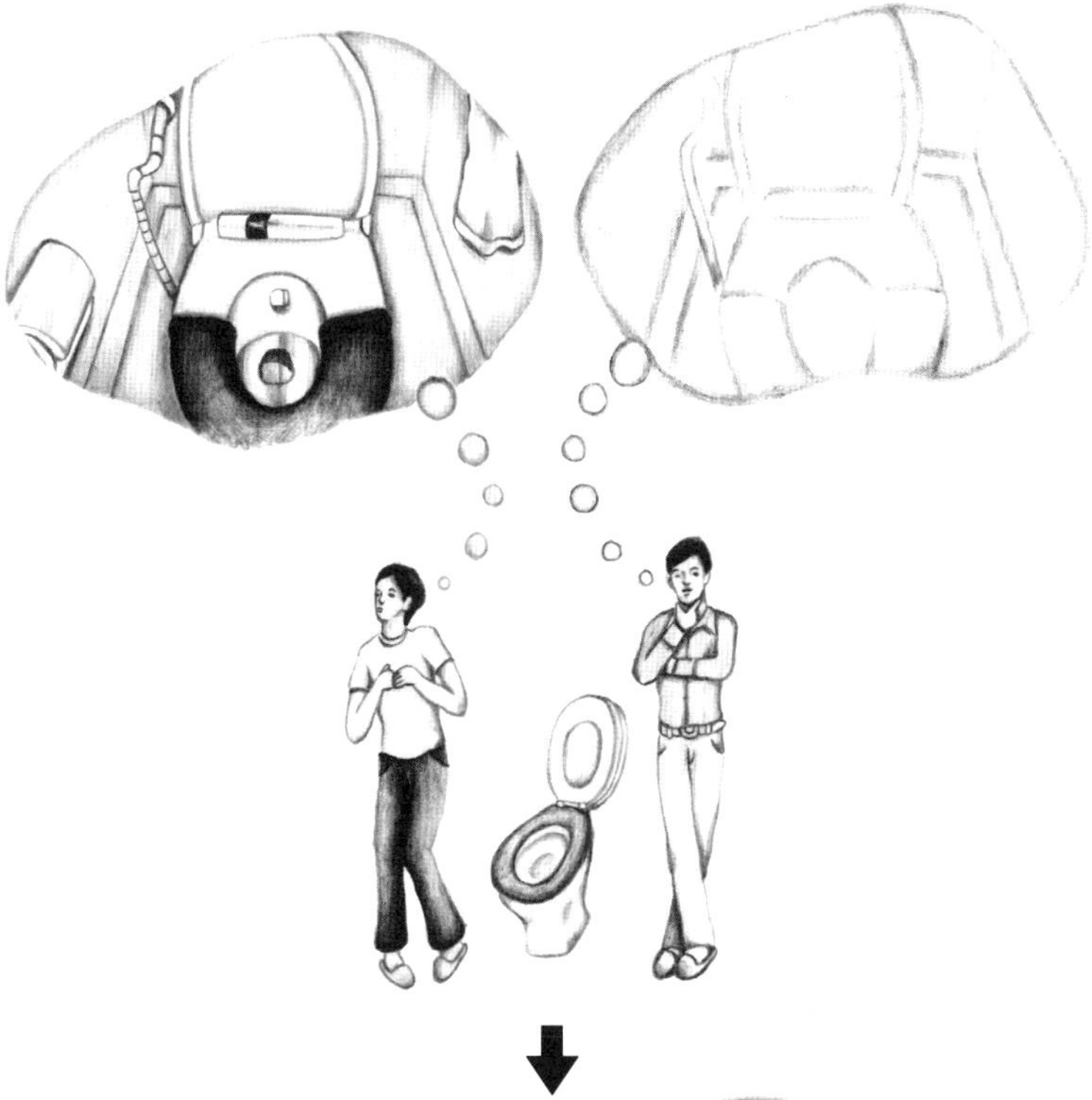

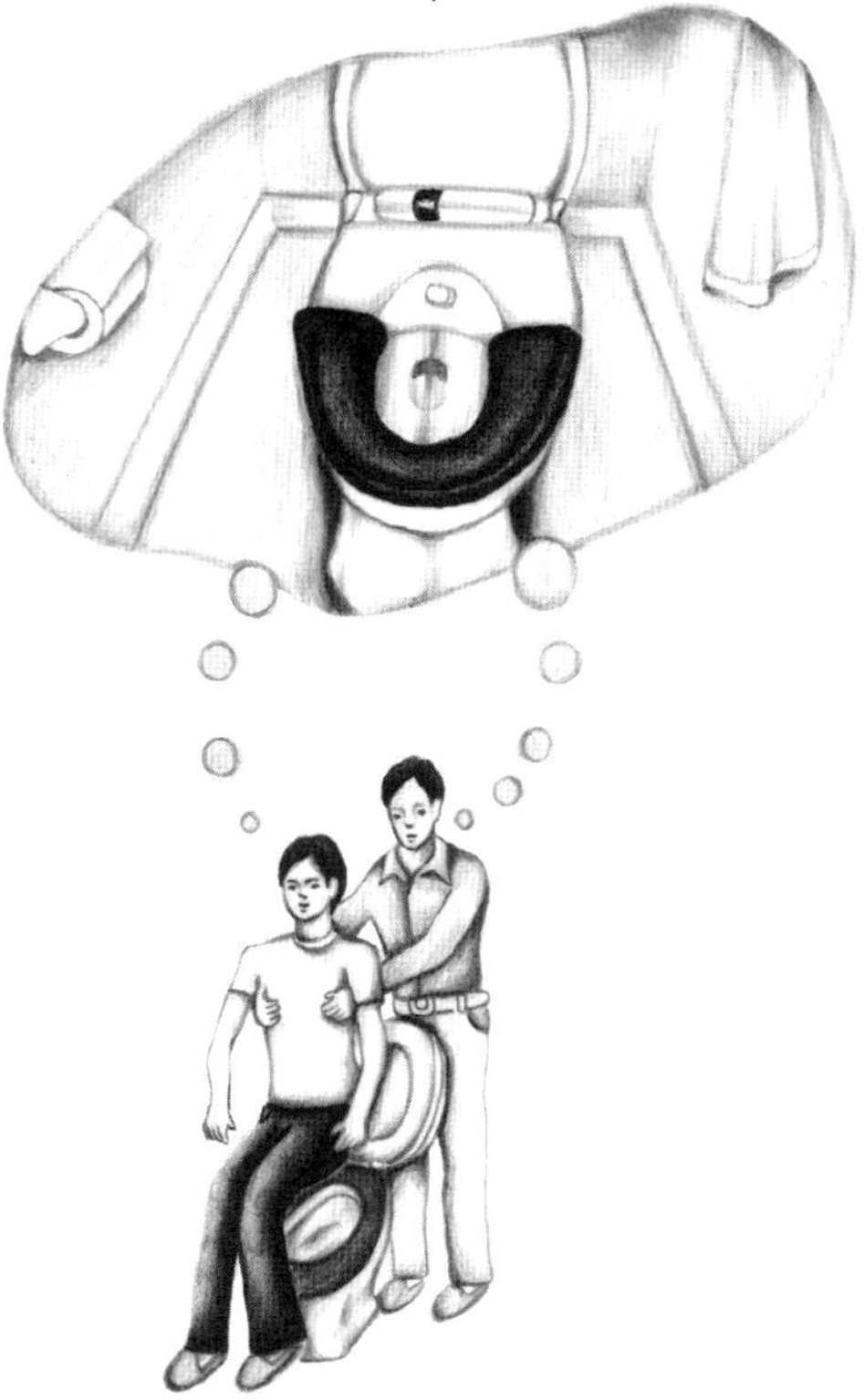

通常、内部モデルの中にうつしとられる世界の景色は、自分の体を中心にした「自己中心座標系」で再構成されている。しかし、複数の人同士で共同作業を行うときなどは、下部頭頂葉という領域の働きによって、同じ景色を、相手の身体を中心にした「他者中心座標系」に変換することができるという［Decety et al 2006］。《ほどきつつ拾い合う関係》の中で起きる「融和的なまなざし」は、このようなプロセスに対応しているのかもしれない。

図 2

れて、「私」は体を持たずに宙に浮いた存在のようになる。

身体を奪われたことによって宙に浮かぶ「私」というのは、私の身体からの情報も、トレイナーの身体からの情報も、ほとんど入ってこない状態になっている。体性感覚や情動の動きを感じることもなく、私とは無関係な視聴覚情報が流れていくだけだ。

このように、宙に浮いて事態を俯瞰して眺めている「私」というのは、「退屈な映画を見ている観客」のような立ち位置にいる（図3）。

触れるように触れられたい

それに対して、先に述べた相互の入り込み合いによって立ち上がってくる「融和的なまなざし」においては、トレイナーの身体の情報は文字通り「手に取るように」私のもとへと入って来ている。「融和的なまなざし」のもとでつながっていれば、相手の一挙手一投足の背後にどのような意味が込められているかを感受することもできる。

いや、背後に、と言うと「隠されたものを読み取る」というイメージだから適切ではないかもしれない。相手の「運動の意味」というのは必ずしもあらかじめ存在しているわけではなく、その運動に応答して繰り出される私の運動によって事後的に与えられる部分も大いにあるからだ。事実、私が腕を伸ばすことを拒めば、トレイナーの腕を引っ張るという運動は意味を失ってしまう。だから私は少なくともある局面では、相手の運動に意味を付与する立場にいるわけで、相手の運動の意味を読み取るというより、意味を与えているということもできるだろう。

二者関係において相手の運動の意味がわかる、もしくは意味を操作できる裁量が与えられているとい

身体を奪われたことによって宙に浮かぶ「私」という状況は、誰の体にも座標定位されない、幽体離脱である。自分の運動は何ものにも拾われないから、入ってくる感覚入力は、自分の運動計画とは無関係である。運動計画から感覚入力を予測する内部モデルは機能しておらず、私は受動的な視聴者になっている。

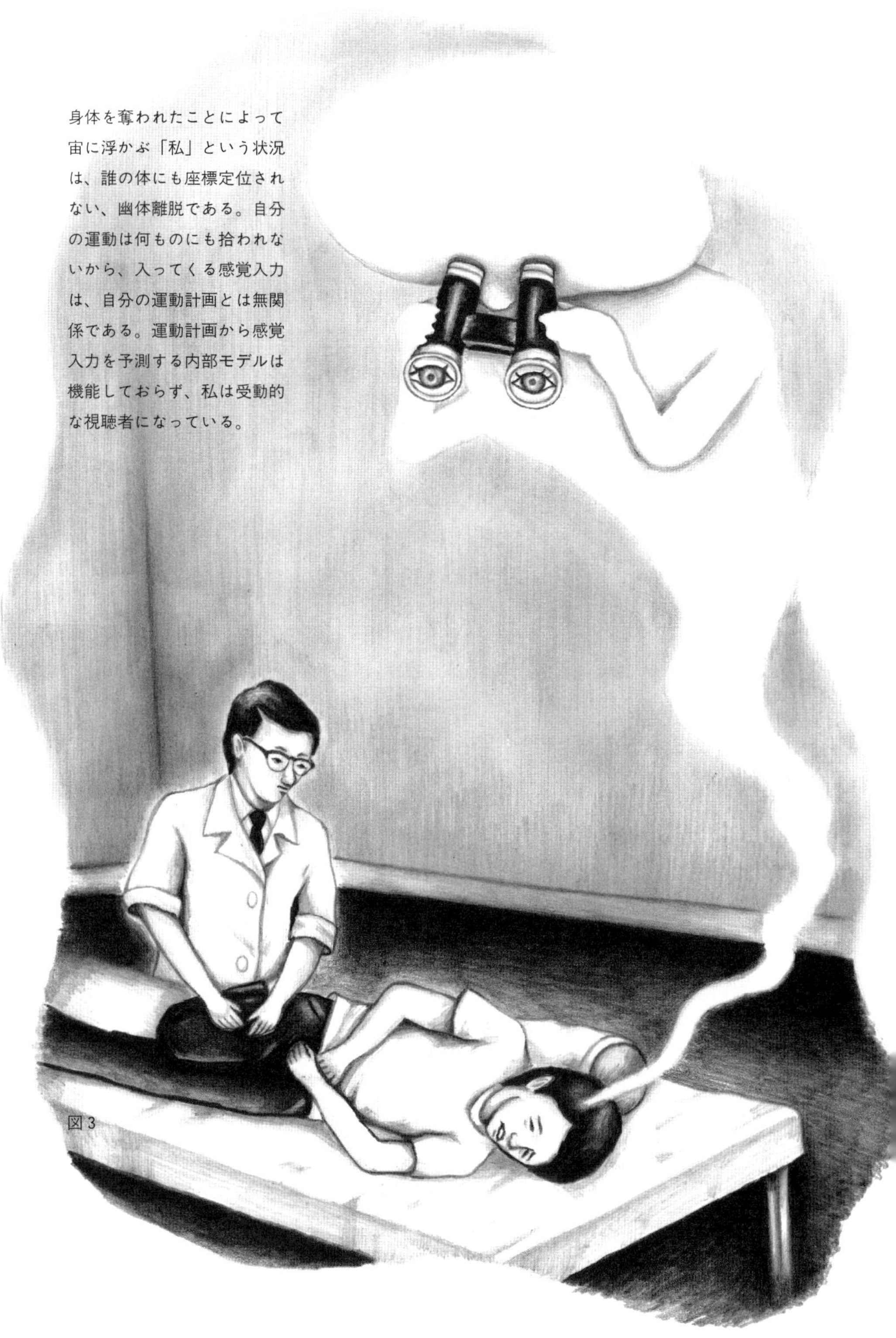

図 3

うのは、安心と安全を約束するために必要な条件だ。《加害／被害関係》のように「融和的なまなざし」から外れ、意味のわからない刺激に予期しないタイミングで襲われるということほど恐ろしいことはない。次に相手がどんな所作を繰り出すのかまったく読めない状態というのは、過度に私を緊張させ体が硬くなってしまうのである。

ストレッチに限らず身体への介入を伴う関係においては、「触れる」と「触れられる」が繰り返される。「触れる」という経験と「触れられる」という経験は、どちらも皮膚に何らかの異物が接触するという意味では同じだが、「触れられる」のほうが「触れる」に比べて、これから入ってくる感覚についてその質や量、タイミングについての予想が事前につきにくいために、びっくりしやすい。だから、怯えずに「触れられる」ことが可能になるためには、相手の中に入り込んで「触れる」側とまなざしを共有することで、これから入ってくる感覚についてその質や量、タイミングを予測しておく必要があるのである。「触れるように触れられる」工夫とでも言ったらよいだろうか。

「融和的なまなざし」の有無によって生じるこのような二者関係の違いは、身体への物理的な介入が虐待へと転じる一線を明示しているだろう。

6 女子大生トレイナーとの「ランバダ」

キャンプ中のトレイナーは私に対して、A《ほどきつつ拾い合う関係》、B《まなざし／まなざされる関係》、C《加害／被害関係》という三種類の関係性で関わってきた。そして私はいつも、「今トレイナーは、どの立ち位置から私に関わっているのだろう」ということに意識を張りめぐらせていた。リハビリ室以外の場所で出会うトレイナーは特に、この三種類の関係性を次々に切り替えてくる。

あれは小学校の高学年のころだっただろうか。

キャンプの最後の夜に、トレイナーもトレイニーも親たちもみんな集まって、キャンプファイヤーをしたことがあった。大きく高く燃え上がる炎の周りをぐるりと輪になって、定番の「も〜えろよもえろ〜よ〜」で始まる歌を歌い、そのあと、当時はやっていた「ランバダ」という情熱的な曲に合わせて、みんな好き好きに踊っていた。

ある偽善的な女子大生トレイナーが私のところにやってきて、私の手をとって私の周りをぐるぐると回りはじめた。偽善というのは、脂ぎってぎらぎらしているからすぐにわかる。キャンプファイヤーの炎は、彼女の顔にみなぎる偽善の脂を、じゅうじゅうと燃やした。すでにひねくれはじめていた私は、

「障害児とも踊る私」という押し付けがましい自意識をその女子大生から感じ取ってしまい、むすっとしていた。

しかし同時に思春期突入五秒前の私は、女子大生が放つ、はちきれんばかりの粗暴な生命力に魅了されてもいて、正直少し嬉しかった。まあ偽善であっても、リハビリ室とは別の関わり方で私と踊っていることに違いはない。私は油断していた。そして、ちょっとリズムに合わせて踊ってしまった。

そのとき、私の手をとっていた女子大生の手が一瞬ひるみ、私の手から離れていった。

彼女の姿勢と表情は、私から少しはなれたところで、みるみるうちに硬く冷たいものへと構えを変えた。そしてそのトレイナーはあろうことか、「もう少し手が伸びたらいいわね」とか言って、私の手を伸ばしはじめたのである！

彼女は急に私との関係性のモードを、《ほどきつつ拾い合う関係》から《まなざし／まなざされる関係》へと切り替えたのだ。

もしかしたら、彼女は私が踊るとは思わなかったのかもしれない。熊谷は踊らないであろうという暗黙の予断の中で、油断していたのかもしれない。ところが予想に反して踊りはじめた私を見て彼女は、「本気にさせたらやばい」と怯え、急に関係性をトレイナー然とした《まなざし／まなざされる関係》に切り替えたのかもしれない。

そんなことを思って私は、油断して踊ってしまった自分を後悔した。そして、踊るのをやめ、トレイナーの向こう側にある炎をぼんやりと見た。

コラム

脳性まひリハビリテーションの戦後史

「障害」という体験は、ある社会の中で多数派とは異なる身体的条件をもった少数派が、多数派向けに作られた社会のしくみ（ハード、ソフトの両方）になじめないことで生じる、生活上の困難のことである。それは少数派と社会との「あいだ」に生じる齟齬に起因するものであって、その発生原因を一方的に少数派へと帰責できないものだ。

しかし過去を振り返ると、社会は少数派の身体を包摂するように自らのしくみを変化させるかわりに、少数派に対して過剰な適応を強いてきた、という歴史がある。その過剰適応的介入の矛先は、少数派の心身の両方にまたがっている。本章で述べた「健常な動きに近づける」という同化的な発想のリハビリテーションも、社会への過剰適応を反映した一つの歴史的なエピソードであると言えるだろう。《まなざし／まなざされる関係》というのは、過剰適応を現場で実践するための、普遍的な装置である。

このような、少数派に過剰適応を強いる同化的なリハビリテーションの発想は、過去のものになったわけではない。むしろ前よりもいっそう巧妙な形で現場に生き残っているといえるかもしれない。油断すればすぐにリハビリ現場に侵入してくる過剰適応の圧力に対して敏感になるためにも、本章の最後にこれまでのリハビリテーションの歴史について見ておこうと思う。

戦後の日本で、脳性まひに対するリハビリ法についての議論は紆余曲折してきた。本書ではこれを四期に分けて整理してみる。

第I期　黎明期

対症療法をめぐって——手術vs理学療法

一九五〇年代には、少しでも社会に適応できる体になるための対症療法のありかたをめぐって、外科手術による介入がよいか、それとも理学療法による介入のほうがよいかという意見の対立があった。最も有名なものとして、旧国立身体障害センターに勤務していた和田博夫（当時、医務課長）と田中豊（当時、心理判定員）とのあいだでなされた、全身に障害のある人に対する治療法をめぐる激しい論争が挙げられる。

和田の主張は「脳性まひ者やポリオ患者は、整形外科手術による治療でしか救われない」というものであり、一方の田中の主張は「整形外科手術には限界がある。理学療法としての全身の姿勢調整以外に治療法はない」というものだった。和田は脳性まひ者やポリオ患者に整形外科手術の「足関節固定術」や「拘縮除去術」を数多く施し「整形外科医の中の神様」と呼ばれるようになり、松尾隆をはじめとする多くの後進を生み出すこととなった。ただし治療効果には限界もあり、彼の施術を受けた当事者の中から、障害がかえって重くなったという告発が少なからずなされたということは、明記すべきである。

脳性まひ者を中心とした自立生活運動の萌芽

一九五七年に日本で最初の公立肢体不自由児学校である光明養護学校の卒業生からスタートした「青い芝の会」は、同窓会的な親睦団体から、しだいに脳性まひ者の全国的な集まりとなっていった。障害児殺しの母の減刑嘆願を批判する運動、待遇改善を求めた府中療育センター闘争など、同化的な健常者社会に対して異議を唱え続けると同時に、自分たちの中にある刷り込みや常識とも闘い、自分たちのありのままを取り戻すための運動だった。そして、そういった思想運動だけではなく、実践的にもパターナリズムに抗して、親元や施設から離れ、地域で協力者を求めながら生活をつくる、自立生活運動を展開していった。

アメリカでの障害受容論

また一九五〇年代をピークに、アメリカでは「障害受容論」という考え方が流布していた。南雲によれば障害受容論というのは、特に人生のある時期で事故や病気を負ってしまった人々が、どのように再適応していくかを論じるものであり、おもに以下の二つの問いに答えようとした。

①人はそれまでの自分（の体）とは異なったとき、どのように対処するか

②他者は自分とは異なるからだにどのように対処するか

前者は少数派の身体に対して当人がどのように関わるかを、後者は周囲の社会がどのように関わるかという問いである。障害受容論は、受容に至るまでの心理的な経時変化を数段階のステージに分類した「ステージ理論」と、本人の価値観の変化によって受容が起こるとする「価値転換論」の二つによって、①②の問いに答えようとしたが、②については十分に検討されず、本人の過剰な心理的な適応を強いる結果になってしまった。その後、②の問いは、アーヴィング・ゴッフマン（社会学者）の「スティグマ理論」へとひきつがれていった。

ステージ理論はその当初から必ずしも「適応」に至らない人がいるとの反証が示されていたが、一九八〇年代には、「抑うつ段階」は一部にしか見られないとの反証が相次いでなされ、往年の輝きにかげりが見られるようになった。

第II期　根治への熱狂

神経発達学的アプローチの席巻

一九七〇年初期になると、従来からの理学療法と整形外科的手術に限界が見えはじめていた。このころから神経発達学的なアプローチが画期的な効果をもたらすと注目され、世界的に一世を風靡した感がある。日本の理学療法士たちも直接外国へ行ってPNF、ブルーンストローム、ボバース法などの治療理論と技術を学び、日本でそれを普及した。一九七〇年代中頃にはさらに、エアーズ、ボイタ、ペトーなどの治療法が日本に紹介された。この時代に流布していた運動発達と運動制御に関する理論は、「反射と中枢神経系の発達に基づいた階層と成熟の理論」であり、その代表例はボイタ法とボバース法で、私も三歳ぐらいまでボイタ法をやっていた。

ボイタ法は正常発達をガイドするために自動的な姿

勢反応と平衡反応を活性化しようとするものである。治療は不快であり、子どもたちはしばしば泣く。ボイタ法は、ヨーロッパとアジアで使われて、アメリカ合衆国では、決して人気が高くならなかった。

ボバース法は、経験で得られたことと、有効な神経科学の最新の知見をもとに、理論と治療テクニックを常に更新し続けた。治療原則には、体重移動と体重負荷、そして筋緊張の正常化とが含まれる。運動コントロールの知識が進化するに従い、理論と実践が現在に至るまで変化し続けている。その一貫性の欠如が、評価を難しくしている。

この時代、マスコミは「脳性まひは治る」とセンセーショナルに書き立て、これに翻弄された親子がいるのも事実だ。親(特に母親)の多くは、ほとんどのことを犠牲にして子どもの訓練に集中していた。

夢の終わり――科学的根拠に基づく評価

しかしその後、とかく経験主義、権威主義に陥りがちなリハビリに対して、統計学的な「科学的根拠」に基づいて正確な評価をなすべきだ、という風潮が高まってきた。そして一連の臨床研究の結果、これら神経発達学的なアプローチの治療効果については、統計的に見たときに十分な科学的根拠がないということがわかってきた。現在、根拠がほぼ確立されている介入法としては、「痙性を増加させることなく、筋力を増強する漸増的抵抗筋力トレーニング」「バランス能力の向上、骨密度の増加、筋緊張の減少をもたらす姿勢バランストレーニング」「関節可動域を改善させ、痙性を減少させうる持続的ストレッチング」などに限られる。

第Ⅲ期　身体から社会へ

障害受容論の輸入

障害受容論は一九八〇年になってから、上田らによって遅ればせながら日本に紹介された。これは、根治を目指す同化的なリハビリの熱狂に対して、専門家内部から疑義を唱えたという意味で、画期的なものであった。そして、障害者運動がリハビリテーションと合流するための、素地を整えたという面も、評価すべきである。

しかし、「障害受容」という概念の現場での運用のされ方には、問題も多かった。

作業療法士の田島明子は「障害受容」という言葉が、日本のリハビリの現場でどのように使用されているかについて指摘している。田島によれば、クライエントが「機能回復に対する固執」を見せたときと、「（復職支援などの際に）自分の能力や適性に対する認識が（セラピスト側から見て）適切ではなく、過剰な期待を表明されるようなとき」の二つに、セラピストはそのクライエントのことを「障害受容ができていない」と表現するという。

その背後には、リハビリの初期には正常な身体を目指す「回復アプローチ」がなされ、やがて回復に行き詰まりが見られるようになると、身体の正常化はあきらめて自立的な生活が目指される「代償アプローチ」へと路線変更される現場の都合があるという。その路線変更に適応してもらうために、障害受容という課題がクライエントに与えられることになる。言わば、セラピスト中心の手続きにクライエントを過剰適応させ、御しやすくするための方便として「障害受容」という言葉が使われるのである。

南雲は、障害受容という言葉の問題点について、「障害受容が持つ（セラピストによる…熊谷注）専制性」「障害が与える影響の過小評価」「社会の過小評価」の三つを挙げて、以下のように述べている。

《パラダイムとはその時代の支配的な考え方のことである。日本のリハビリテーション心理学は一九八〇年を境に、障害受容パラダイムの時代に入ったといっても過言ではない。「ボディ・イメージを失っても、自分を信じることである。やがて新たなボディ・イメージが作られる」。「からだは価値を失ったかもしれない。しかしあきらめてはいけない。人間は新たな価値に気づくものである」。「嘆くこと、悲しみぬくこと、失ったものへの思いを断ち切るにはそれしかない。喪失とは新たな獲得の一歩でもある」。なんと力強い人間賛歌であることか。なんと単純明快な救済であることか。そして、また、なんと他人まかせで、しかも金のかからない救済であることか。障害受容は、障害をもつ人よりもむしろ専門家に受け入れられ、そして多くの専門家を魅了したのである。その本質は単なる慰めと励ましに過ぎないにもかかわらず。》［南雲 1998:79］

国際障害者年によるアメリカ型自立生活運動の輸入

他方リハビリ室の外では、一九八一年の国際障害者年が始まる少し前から、日本にも海外の障害者の情報が入ってくるようになった。そして、DPI（障害者インターナショナル）の第一回世界会議がシンガポールで開催される（一九八一年）など、一気に世界への窓が大きく開かれた。また、同年から財団法人「広げよう愛の輪運動基金」の障害者リーダー育成米国研修プログラムが始まり、毎年一〇組のさまざまな障害を持った人たちに一か月から一年間、自分のテーマに沿った研修の支援がなされた。当事者の多くは、アメリカ自立生活運動のメッカであるバークレーの自立生活センターでの研修を受け、それを日本に持ち帰った。

一九八三年、脳性まひの人たちを中心とした実行委員会で、アメリカの自立生活（IL）運動のリーダーを日本に招いて全国数か所で日米自立生活セミナーが開催された。しかし、この来日メンバーには脳性まひ者は含まれておらず、頸椎損傷やポリオなどの比較的軽症な当事者が中心となっていた。このとき、障害者が労働に参加できるよう権利要求をしていくというアメリカの運動理念と、労働以前のより基本的な地域生活を求める日本の運動との隔たりが明確になった。しかしその一方で、日本の頸椎損傷やポリオなどの脳性まひ以外の障害者には大きなインパクトを与えた。

その後アメリカ型の自立生活センターは、一九八六年に東京・八王子でスタートしたヒューマンケア協会を皮切りに全国に広がっていき、全国組織を立ち上げようと動きはじめた。当時、自立生活センターと名乗って活動していた当事者組織のうち、主だったところが集まって、全国自立生活センター協議会（JIL）として発足したのは、一九九一年である。

当事者運動とリハビリテーションの合流

一九八九年、東京都障害者福祉センターや日本社会事業大学などの障害者福祉の専門家が中心となって、自立生活問題研究全国集会（自立研。その後「自立生活研究全国集会」と名称を変更）が開かれた。研究者から声をかけられて参加するかたちから、障害者が中心になって企画し、研究者と連携するかたちが、JIL発足後にできてきた。自立研の中では、国内の連帯にとどまらず国際連帯を模索し、日米自立生活セミナーのの開催（九六年）、アジア支援の国際自立生活フォーラムの開催（九八年）など、国内外で大きく育ってきた。

またそれと並行して、「専門家主導ではなく当事者中心のリハビリを」「健常者に近づくためではなく、社会参加の平等に照準した配慮を」という思想的潮流が確立してきた。

一九八〇年にWHOで採択された「国際障害分類（ICIDH）」や、その改訂版である二〇〇一年「国際生活機能分類（ICF）」では、従来当事者の身体に帰責されがちだった「障害」という概念を見なおし、構成員の身体的多様性に対応しきれていない社会の配慮不足を可視化した。ICFでは、従来一緒くたにされていた障害を次の三つのレベルに分け、それぞれのリストを作った。

1　心身機能 body functions や身体構造 body structures のレベルで生じる障害（例：痙性）

2　活動 activities のレベルで生じる障害（例：歩行できない、入浴できない）

3　参加 participation のレベルで生じる障害（例：映画館に入れない、投票できない）

ダイナミックシステム理論の提唱

そのような背景の中で、リハビリの介入ポイントも、機能と構造 function and structure レベルから、徐々に活動 activities レベル、そして参加 participation レベルについて焦点が移っていった。最近は、子どもとその家族が、彼ら自身のゴールも自ら設定し、家族のニーズに基づいてそのプログラムを指揮する「家族中心機能訓練 family-centered functional therapy」「機能的治療プログラム functional therapy program」「生態学的アプローチ ecological approach」などと呼ばれるアプローチが注目されつつある。

これらのアプローチが準拠する理論は、ダイナミックシステム理論と呼ばれるものである。これは近年、神経成熟理論に替わって発達のプロセスを説明するものとして提唱されているもので、意欲や脳、体重、関節可動域、筋力などの内部条件、重力などさまざまな外部条件、課題の特性などの多くの「サブシステム」の相互作用によって、課題や状況に応じた行動が形成されるとする理論である。各々のサブシステムを変更することで、最も効率的な運動行動を達成する可能性があると考えられており、正常運動パターンを引き出すという従来の訓練法と違い、本人にかかわる条件や外部条件を変容させることや現実の行動の文脈での繰り返しの実践が重要視される。まだ十分な科学的根拠が確立しているとは言い難いが、「ボバース法、ボイタ法を行った場合とを比較し、有意に有効な結果を得た」との報告もある。

第Ⅳ期　熱狂再燃の気配

「回復アプローチ」におけるリハビリの限界と、それによるクライエントの不満を、「障害受容」という言葉で抑圧しようとする現場の専制性は、今なお続いているようだ。これは、「障害受容を行える患者は優れている」という規範のもとでクライエントを裁く《まなざし／まなざされる関係》の一つであり、許されるべきものではない。さらに、障害者運動の論理が、障害受容できないクライエントを追い詰める権力として動員されるとしたら、たいへん不幸なことだ。

しかし近年、そのような現状に疑問を持つ善意のセラピストが出現しつつある。彼らは流れ作業のように形骸化したリハビリ現場の沈滞に抵抗して、脳科学の急速な進歩を理論的根拠にしつつ、再び「機能と構造」レベルの回復を目指している。彼らの熱意は評価に値するものの、同時に、根治を夢見るかつての集団的熱狂が再燃するのではないかと、私は危惧している。ボバース法の歴史を見てもわかるとおり、最新の科学の進歩を貪欲に取り込み続けることは、一見、誠実な臨床家の態度であるかのように見えるが、裏を返せば一貫した理論や実践がなく、常にアプローチが変容し続けるという危うさを持つからだ。

またそれ以上に心配なのは、脳性まひという身体を「克服すべきもの」として捉え、それを克服することに情熱を燃やすという同化的な考え方である。本章で私は、自分自身の経験を通して、そういった同化的な《まなざし／まなざされる関係》の危険性を述べてきた。

脳科学の進歩をいかに実践へと展開するかというときに欠くことができないのは、自らの技法の効果を吟味しようという科学的態度と、身体と動きについての多様性を認める寛容で柔軟な態度の二つだといえよう。

小佐野［2007］「全身に障害のある人に対する医療の歴史と私達の到達点」
Dodd,K.J., Taylor,N.F., and Damiano,D.L.［2002］"A systematic review of the effectiveness of strength-training programs for people with cerebral palsy." *Arch Phys Med Rehabil*; 83(8): 1157-1164
Pin,T., Dyke,P., and Chan,M.［2006］"The effectiveness of passive stretching in children with cerebral palsy." *Dev Med Child Neurol*; 48(10): 855-862
Ketelaar,M., Vermeer,A., Hart,H., van Petegem-van Beek E., and Helders,P.J.,［2001］"Effects of a functional therapy program on motor abilities of children with cerebral paslsy." *Phys Ther*; 81: 1534-1545
日本リハビリテーション医学会診療ガイドライン委員会他［2009］『脳性麻痺リハビリテーションガイドライン』医学書院
田島明子［2009］『障害受容再考』三輪書店
二次障害検討会［2007］『二次障害ハンドブック改訂版』文理閣
Scherzer, Alfred L.［2003］『脳性まひ児の早期治療第二版』医学書院
南雲直二［1998］『障害受容』荘道社

第三章 リハビリの夜

その日一日のリハビリを終えると、リハビリ室の中とはまた別の世界が広がっていった。日中、私たちに注がれ続けたトレイナーからのまなざしは、日が陰るにしたがってだんだんと薄れていく。それはまるで、トレイナーのまなざしも届かない夜の闇が、私をかくまってくれているようだった。

夜の闇の中でトレイナーのまなざしから解放されると、私の体のこわばりは徐々にほどけていく。そこにはちょうど折りたたみナイフ現象と同じような快楽があった。重力と床に抗して体を起こし、座り、立ち上がることを求められ、身をこわばらせ続けた昼の世界とは打って変わって、夜が更けていくにつれ私の体はやわらかさを増していく。そうしてはぐれかけていた床や重力とのつながりを回復し、彼らに身をゆだねはじめる。

私は再び二次元の世界に戻っていくのだ。

床の感触を確認しながら、私は手足を動かす。床は、そんな私の運動を拾って「移動」という意味のあるものに変換してくれる。私の運動がことごとく意味のないもの、間違ったものとして裁かれるトレイナーとの関係とは違って、床は私の運動をしっかりと受け止めてくれる。

床と重力からのしっかりとした支えによって、光に照らされて自信なく怯えていた日中の私が、暗がりの中でだんだんと強さを増していく。そして、私なりの動きを徐々に取り戻していった。

そんな私の息づかいは、あのトレイナーたちが目を背けたくなるようなものだったろう。日中あれほど一生懸命にリハビリをしたのに、そんな努力もむなしく床にだらんと寝そべって、およそ健常な動きとは似ても似つかないようなやり方でもぞもぞと動いているのだから。

もし、私の生々しいありのままの動きを見咎《とが》めるようなまなざしを向けられたとしても、夜の私はもう怯えなかった。「今は私の時間なのだから」と他者の介入を許さない構えに、迷いがなかった。

不思議なことにトレイナーのほうもなんだかそれをわかっているようで、夜にむやみやたらとリハビリ目線で介入することはまれだった。夜中たまにすれ違うトレイナーの姿は、昼間のときのように張りつめたものではなく、私たちと同じように弛緩していた。それはまるでトレイナーという役割をようやく脱ぎ捨てて、ほっとしているかのようだった。

そう、夜は、私たちからトレイニーという重い鎧を剝ぎ取ってくれるだけではなく、彼らをもトレイナーという分不相応な役割から解放してくれる。昼間の光は、私たちをトレイニーに仕立て上げていただけでなく、彼らをトレイナーに仕立て上げてもいたのだ。

1 夕暮れ

リハビリキャンプ中は、一日に三～四回ほどリハビリのセッションが行われた。その日最後のセッションを終えると、熱を帯びた体がじんわりと開かれていくような解放感と、ぐったりと手足が重くなるような疲労感が体を包み込む。そうして私は、リハビリ室のマットの上でごろんと仰向けになる。やわらかくなってあそびが生まれた私の体が、床になじんでいくのを背中でじんわりと感じる。リハビリ施設の高い窓から差し込む赤い夕日は、私をねぎらうような、許すような光で、私は照れながら甘えるような気持ちになる。薄目を開けてその赤い光を見ると、懐かしい場所に帰ってきたような郷愁感で、涙が出そうになった。

時間の流れを速く感じる日中とは違って、夕暮れの時間は止まったようにゆっくりと流れはじめ、私は、いま身を浴している床や夕日や秋の気配を感じる空気にただ体を委ねる。少しだけ開いた窓からときおり涼しい風が入ってきて、火照った体をやさしくなでる。この時刻の私の皮膚はとても感じやすくなっているようで、風にくすぐられたような気分がしてしまい、思わず顔がほころぶ。そしてほんの束の間、ウトウトとする。

しばらくすると夕食の時間になり、いったん退却してどこかで寛《くつろ》いでいたトレイナーたちがリハビリ室に戻ってくる。彼らはいつもこの時間になるとニコニコと機嫌のよさそうな表情をしていた。なにか、ちょっとお酒でも飲んでいるみたいな陽気な感じになっていた。そして彼らのうちの一人がのっしのっしと私のところまでやってきて、私を抱え上げる。食堂まで私を連れて行くためだ。

だだっぴろい食堂につくと、長テーブルが何列か並んでいて、班ごとに座席が決められていた。おのおのの席には、色画用紙を切って作ったような簡素なネームカードが置かれていて、私は自分の名前が置かれている席についた。トレイニーとその担当トレイナーのペアのうちの一組が「いただきます」の音頭を取る。

この役は持ち回りでやってくるのだが、たいへん気が重い役だった。変に奇をてらって悪乗りするような若いトレイナーが相方だと、一発芸のようなものを仕込まれることさえあって、私はますます気が重くなった。でも、ただでさえ面白くない芸が、いやいややるとさらに面白くないことくらいわかっていたから、私は思い切ってやった。

恒例の「しょ〜くど〜うさ〜んよ、あ〜りが〜とう〜♪」で終わる歌をみんなで歌ったあと、その日担当のペアの「合掌、いただきます」という音頭が続き、みんなが「いただきます」と言って食べはじめる。

私はたいてい、トレイの上に置かれた麦茶をまず飲んだ。キャンプ中に飲む麦茶はよく冷えていた。私の体の中に、出口を見つけられなかったエネルギーが淀んだ熱となってこもっているところへ、麦茶はツツーっと流れていき、私は幾分正気に戻る。私は麦茶に、「善意」のようなものを感じた。

夕食は、朝食よりも、昼食よりも、おやつよりもおいしかった。それは単純に、一日のうちで一番豪勢だからという理由もあったけれど、なんだかそれだけじゃあなくって、やはり解放感が影響していたのだと思う。

みんなが食べている姿を、調理場からいつもにこにこと見ているおばちゃんは、とてもシンプルな優しさをもった人で、私はそのおばちゃんとついに言葉を交わしたことはなかったのだけれど、この一週間のキャンプ中で唯一ずっと変わらずに慈しみ続けてくれるのは、このおばちゃんの笑顔と麦茶の冷たさくらいのものだなと思った。私は、麦茶をぐいっと飲みながら、つい見るともなしにおばちゃんの笑顔を確認するこの時間が好きだった。

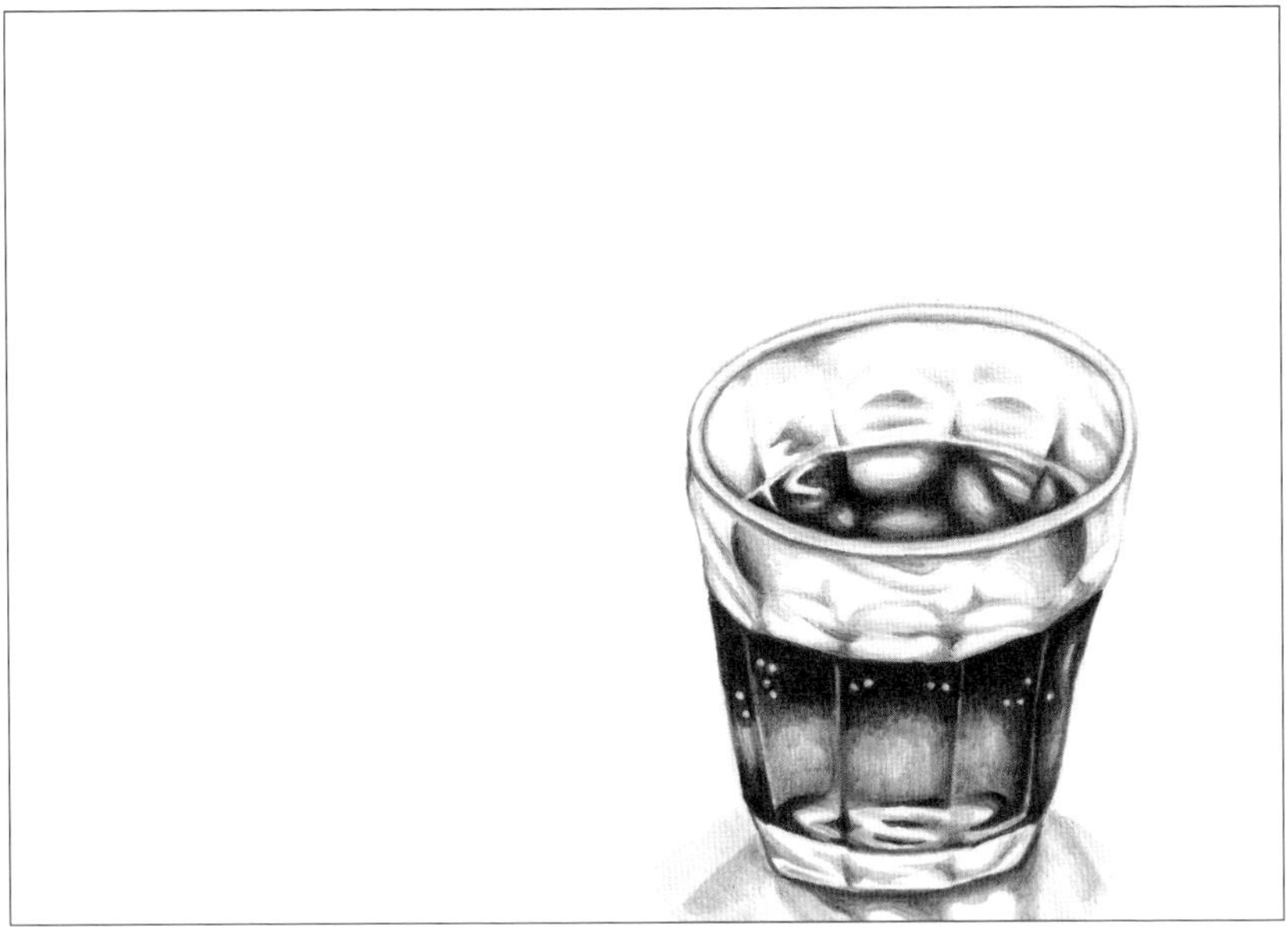

2

歩かない子の部屋

夕食を食べ終わると、入浴の時間になる。キャンプに来ている子どもたちは、多かれ少なかれ入浴に時間がかかるので、手のかからない子から順に浴場へ行った。私の順番は終わりのほうだった。私は風呂を待つあいだ、たいてい畳の敷かれた休憩部屋で寝転がってぼんやりとしていた。お腹も満たされ、ますますウトウトしてきて、このあと風呂に入るのは面倒くさいなと思っていた。

私がいたのは歩かない子たちの部屋だったから、私の近くには同じように順番待ちの子たちが数人寝ころがっていた。同じ部屋には、私と同じように腹ばいで動く人もいれば、四つん這いできる人、ほとんど動かない人もいた。歩ける子たちはたいてい別の部屋だった。消灯の時間まで、みんな思い思いに過ごす。やりとりはあまりない。

四つん這いの人はいつも同じ歌手のテープを家からたくさん持ってきていて、同じく家から持ってきた大きな銀色のラジカセを使って小さい音で聴きながら、ときおり口ずさんでいる。私はそんな彼のうっとりとした表情を見ていることが多かった。でも、じっと見たら悪いかなと思っていたので、ちらちらと横目で見た。

　彼はとても静かで、ほんとうに怒る姿を見たことがなかった。そして口数が少なく、ゆっくり動いた。昼間リハビリ室で「イタイイタイ」と叫んで苦痛に顔をゆがめる彼に、組み敷かれた私はたまに気づくことがあった。しかしトレイナーが攻めの手を緩めると、彼はまた何事もなかったかのようにいつもの無表情に戻った。彼は最低限のエネルギーで自分を守っている。私はそんな彼を見て、悲しみと強さが自分の中で満ちてくるような気分になった。

　そんな彼が、リハビリから解放された夜に、昼間見せないようなうっとりした表情でひそやかに音楽に身をゆだねている。それはとても官能的な姿に見えた。私には彼の気持ちが本当によくわかるような気がした。そんな彼を見ているだけで、私もゆるゆるとほどけていくような快楽を追体験できた。だから私は何度も彼を見た。

ほとんど動かない人は、陽気な性格だった。言葉を発することはなかったけれど、本当に楽しそうなくしゃくしゃの笑顔をする人で、笑ったときに口が大きく開いた。体の緊張が強く、まっすぐな棒のように体が伸びきって、腕はねじくれた感じになっている。手足は細いけれど、決して華奢な感じではなく、骨太で筋と筋肉が浮き出ていた。筋肉は小さい生き物みたいに常に動いているのだけれど、体全体としては一つのまとまった運動をすることは滅多になかった。

滅多にない、というのは、たまにある、ということだ。彼は感情が大きく動く人で、ほとんどは機嫌がいいのだけれど、たまに怒ると怖かった。怒ったときには急に、相当なスピードで寝返りでぐるぐる移動するのだ。そのスピードは私の腹ばいの比ではなかった。怒っているとき以外にも、何か興味の対象があって興奮しているときなどに彼は猛スピードで寝返りをする。そして、誰かのもとへ動く前にはじっとその人の顔を見る癖があった。たまにふと気がつくとじっとこちらの顔を見ているので、ひやりとすることが多かった。

私たちはお互いに、見えやすい形でやり取りすることはなかったけれど、横目でちらちらお互いの存在を感じながら床に張り付いていた。そして、気が向けば互いの中に想像的に入り込んでみたり、見られている視線をたまに感じたりして、ゆっくりと時間を刻んでいたのである。

3

歩く子の部屋

あるとき、早々と入浴をすませた歩ける子の一人が、私の部屋にやってきた。歩ける子が私たちの部屋にやってくるのは、めずらしいことだった。彼の体からは石鹸のにおいがした。その匂いをかいで初めて、私はこの部屋にいる子たちが私を含めて、汗のにおいを発していることに気づき、はっとなった。歩ける子の動きはめまぐるしくくるくると変わって、すばやくて大きくて、なんだか彼の周りだけ時間が速く過ぎているみたいだった。

「僕たちの部屋においでよ」

と、その歩ける子は言った。私は、断る理由もないなと思った。でも、どうやって歩ける子の部屋まで行けばいいのかわからずに、「うん、いいねえ、でも……」のような曖昧な返事をした。すると彼は「ちょっと待ってて、呼んでくる」と言い残し、自分の部屋に戻って行った。

少したってから、さっきの歩ける子が、誰かの兄弟としてキャンプに参加していた健常な男の子を連れて戻ってきた。彼らはおもむろに私の両腕を一人一本ずつ持って、ズリズリと私の体を引きずりはじめた。私は、「ああ、なるほど、こうすればよかったのか」と妙に納得しながら引きずられていた。そして、あっという間に歩ける子たちの部屋の前までやってきた。

　部屋の入り口には、脱ぎ捨てられたスリッパが散乱していた。めまぐるしく動く歩く子たちの足跡みたいなその騒々しいスリッパたちは、私たち歩かない子の部屋にはないものだった。そもそも、スリッパ自体が私たちの部屋にはなかった。

　引きずられて部屋の中まで入ると、そこは私のいた部屋とはまるで違う世界だった。まず時間の流れ方からして違う。めまぐるしく動く体と表情、次々に重ねられていく言葉たち。あちらで歓声が起きたかと思ったら、こちらでは小競り合いが始まる。明るくて大きくて早くて。


　たしか、学校の教室にいるときはこんな場所に私もずっといたのである。そして私もなんとかそのペースについていけていたはずだった。でも、あの部屋を住み処とする今の私には、この部屋の時間の流れや物事の展開の速さは、とてもついて

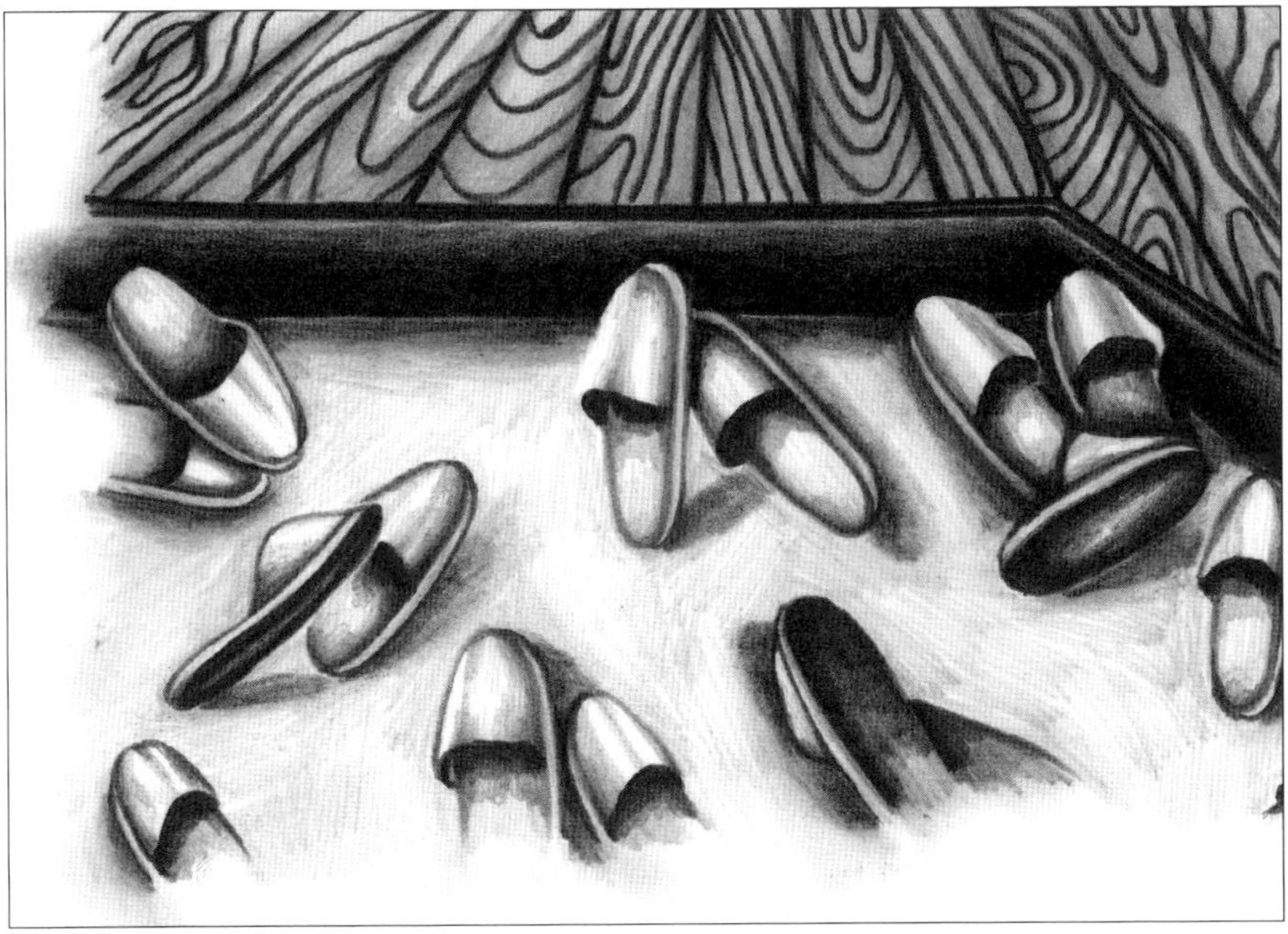

いけないものだった。いっぺんにたくさんの情報が入ってくるような気がして、私はそれを処理することができずにすくんでしまった。そのうちなんだか私は酔ってしまい、ぼんやりとしてきた。そしてうっすらと、自分の部屋に戻りたいな、と思った。

しばらくすると「何だここにいたの、お風呂よ」と言いながら母が入ってきた。私は内心「助かった」と思った。そして母は私の体を引き起こし、おんぶをして、そのまま浴場へと向かった。

4 女風呂

私のように、母の介助がないと入浴できない子どもたちは、キャンプ中、女風呂につかることになっていた。

あれは、私が小学校高学年くらいのころだったと思う。いつものように母におぶわれて女風呂の脱衣場に入ってみると、聞きなれないような若い女性のはしゃぐ声がした。どこから声がしているのかとあたりを見回すと、二人の女子大生トレイナーが眼に入った。一人は色黒で健康的な感じのする人で、もう一人は色白でお嬢様風の人だった。彼女たちは湯から上がったばかりのようで、まだ髪が濡れていた。そして、Tシャツにスウェットのようないでたちだった。

彼女たちは昼間もわりと目立つ感じの振る舞いをする人で、トレイナーという自らの立ち位置からしばしば外れ、場にふさわしくない学生的なはしゃぎ方をしてみせた。そうかと思いきや、過剰に勤勉なトレイナー然として振る舞い、偉いおじさまトレイナーに擦り寄るような場面もあったりして、ぶれが目立った。当然トレイニーの母親の中には、そんな彼女たちの様子を快く思わない人が少なからずいた。昼間の光は、トレイナーとして、トレイニーはトレイニーとして、親は親としての役割を演じ続けることを要求する。そこから降りることは、ルール違反なのだ。彼女たちの存在は、そんな秩序を揺るがすものだった。

夜がもつ、人々をより解放的にさせる力は、彼女たちをも、よりいっそう解放させ、ただでさえ脱線しがちな彼女たちは、明らかに今、一線を越えた羽目のはずしかたをしていた。

二人は、私より一つ歳下で私と同じ部屋にいる小柄な男の子の周りを取り囲み、キャッキャとはしゃいでいた。その男の子は自分一人では歩くことができないが、四つん這いでならゆっくりと移動できた。目を凝らしてさらによく見ると、その男の子は性器をあらわにした状態で、女子大生たちはどうやらその性器をめぐって男の子をからかっているようだった。おそらくその男の子はすでに入浴を終えており、母親が入浴し終わるのを脱衣所で待っていたところを、彼女たちにつかまったのだろう。

彼女たちに悪気がないのはわかる。きっと彼女たちは、お得意の無礼講で、トレイナーとトレイニーという垣根を越えた、自由な交流を楽しんでいるつもりだろう。そして実際その男の子も、複雑な表情はしていたものの、まんざらでもない様子をうかがい知ることができた。

その小柄な男の子は私と同じように、「敗北の官能」をもっているのではなかろうかと、私はかねがね推測していた。年下の女の子に抱え上げられたり組み伏せられたりしているときの彼の表情に、私は官能の要素を読み取ってしまっていた。いや、もちろん彼に聞いて確認したわけではないから、私の思い過ごしかもしれない。単に私のファンタジーを彼に投影しているだけの、錯覚かもしれない。でもなんとなく、そんなカンが働いた。

セリフはよく聞き取れなかったのだけど、色黒のほうは「まあ、かわいい」などのようなことを少し意地悪な表情で言っているようだった。そして色白のほうに同意を求めては、色白のほうは恥ずかしそうに笑ってうなずくという有り様だった。女子大生たちは、自らの露悪性に興じているようにも見えた。色黒のほうのずけずけとした感じも、色白のほうの恥ずかしがる感じも、解放というよりはむしろ、いつにもまして芝居がかって見えた。

私はそんな彼女たちの存在に、危機感を覚えていた。私が服を脱いで丸裸になった姿を、彼女たちに気づかれないことだけを祈った。読者の中には「敗北の官能を持っているのなら、見られて嬉しいいんじゃないの」と訝《いぶか》しがる向きもあるかもしれないが、明らかに彼女たちのキャラクターは、

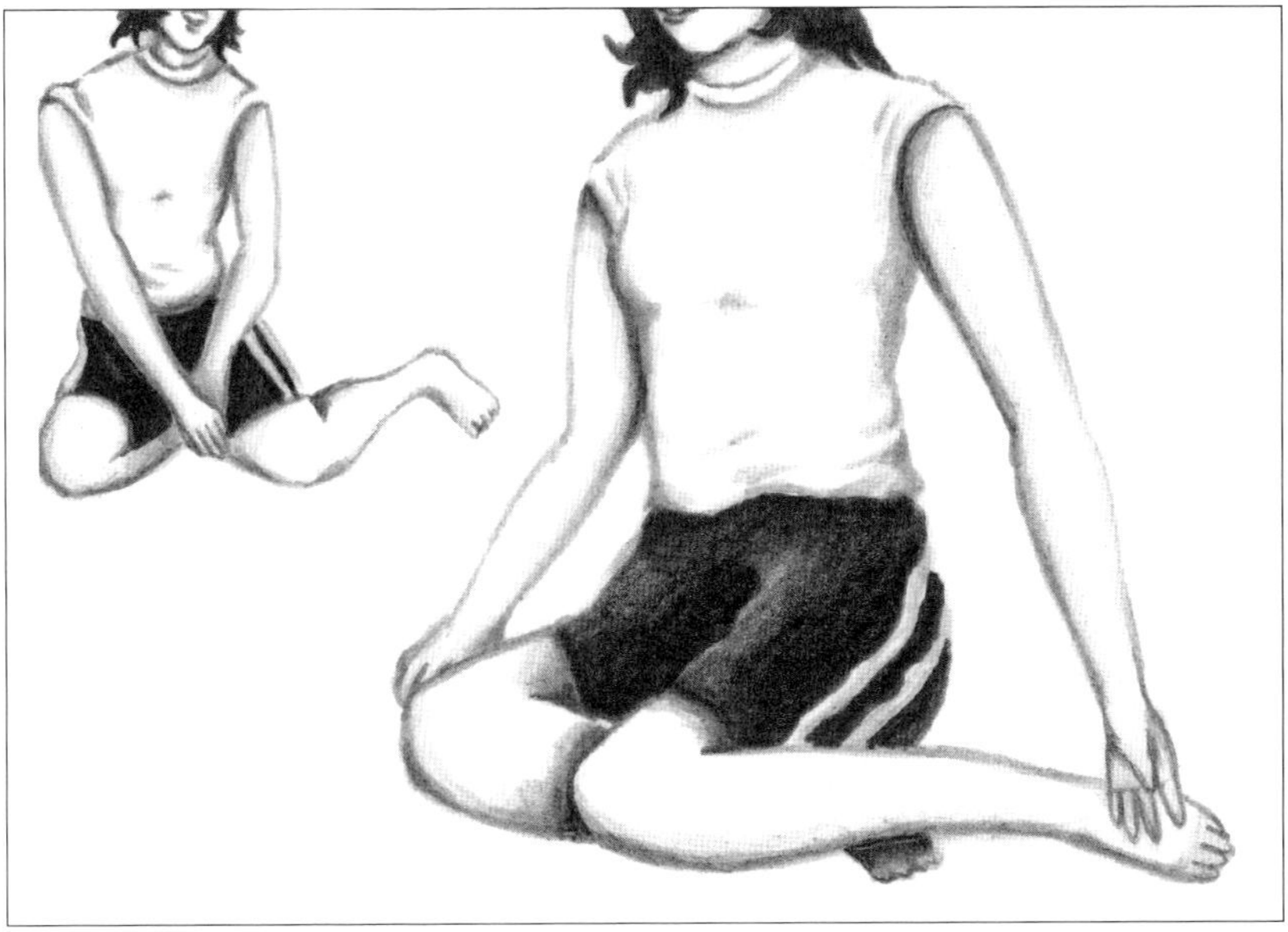

私のファンタジーにそぐわなかった。彼女たちが敗北の官能を解していないように見えたからである。
母は、そんな私の気持ちにお構いなしに、手早く服を脱がせはじめた。母の手つきからは、何かふだんにはない苛立ちのようなものを感じた。私は、肝心なところが露出するまでのあいだ、気が遠くなりそうだった。母は淡々と脱がせていく。そして、私の性器はあらわになる。

「きづくなきづくなきづくなきづくな」

私は念じ続けた。しかし私の思いはむなしく、色黒が私に気づき、大きな声で「あははは！」と私のほうを指さして笑った。少し遅れて色白も気づき、「きゃー！」と言って両手で顔を押さえた。ああ、何もかもわざとらしい。やっぱり彼女たちは敗北の官能をわかっちゃいない。私はそのとたん急に我に返り、彼女たちの一挙手一投足のすべてが、出来損ないの芝居のようにしか感じられなくなって、先ほどまでの怯えが嘘のように堂々とした心持ちになった。
母は自分自身も裸になって、表情一つ変えずに丸裸になった私を抱え、いつもよりも早足で浴場に入って行った。私は抱えられながら、母から静かで強い怒りのようなものを感じた。私は心の中で、母に同意した。母から伝わってくるその怒りは私をますます強くさせ、女子大生のそばを通り過ぎる瞬間、私は最大限の侮蔑のまなざしを、彼女たちに送った。

5

自慰にふける少年

湯から上がると、たいてい消灯間近になっており、畳の上に敷かれた布団の上に私は横になる。私は家から持ってきたタオルケットにくるまりながら、とりとめもなく色々なことを考えて過ごした。そして九時になると電気が消える。

あるとき、消灯後の闇の中で、布がすれるような音に気づいた。その周期的な摩擦音と、合いの手を入れるような小さいため息とで、私は何が起きているかすぐに察知した。誰かが自慰をしている。

キャンプ中、消灯後に自慰をすることは決してめずらしいことではなくて、どちらかというと当たり前の日常だった。だからこのときも別段驚くことはなかったのだけれど、「今日は誰がしているのかな」とはちらりと思った。そして闇の中を、目を凝らしながらあたりを見回してみると、あの一つ下の小柄な少年のタオルケットがもぞもぞしていた。

私は「あっ」と思った。

彼が自慰をしている姿に気づいたのは、このときが初めてだった。そして、他でもない彼が自慰をする姿は、私にとって特別な意味を持っていた。

私は日中、彼の体の中に想像的に入っていくことが多かった。私よりも華奢な体をした彼は、よくふざけてトレイナーや誰かの兄弟に持ち上げられたり組み伏せられたりしていた。私の体では実現できそうにないそんな扱われ方を見て、私は彼の立場を追体験して、敗北の官能を味わっていた。

彼の自慰に初めて気づいたちょうどその日の昼も、彼は年下の健常な女の子にからかわれていた。そしてその様子を、私は固唾をのんでじっと見ていた。彼は、いつもの四つん這いでゆっくりとどこかに行こうとしていた。しかし、数メートル動いたところで、年下の女の子は彼の体を、ひょいと持ち上げてスタート地点まで引き戻してしまう。彼はか細い声で、「もう、やめろよ〜」と言うのだが、女の子は悪戯《いたずら》な表情を浮かべて嬉しそうにニコニコしている。そして彼はまた動きはじめ、しばらくすると女の子が再び彼を持ち上げて、引き戻す。そんなことを、彼らは何度も何度も繰り返していた。

その一部始終を、私の体は固まりながら食い入るように見続けているのだが、私の意識はそんな自分の体の変化を棚上げして、

「なぜ彼は、性懲りもなく何度も這っていくのだろう。彼女に引き戻されることをわかっていながら」

と疑問に思っていた。そして勝手に、

「ああ、もしかしたら彼も、移動ではなくて引き戻されることが目的で、這っているのかもしれない、私と同じように」と思い至り、妙に納得していたのである。

そんな彼が今夜、自慰をしている。私はまるで、自分自身が自慰をしているような気分になり、私の下腹部が充血して徐々にこわばっていくのを感じた。そして私は目を閉じ、探るようにそこに手を伸ばした。

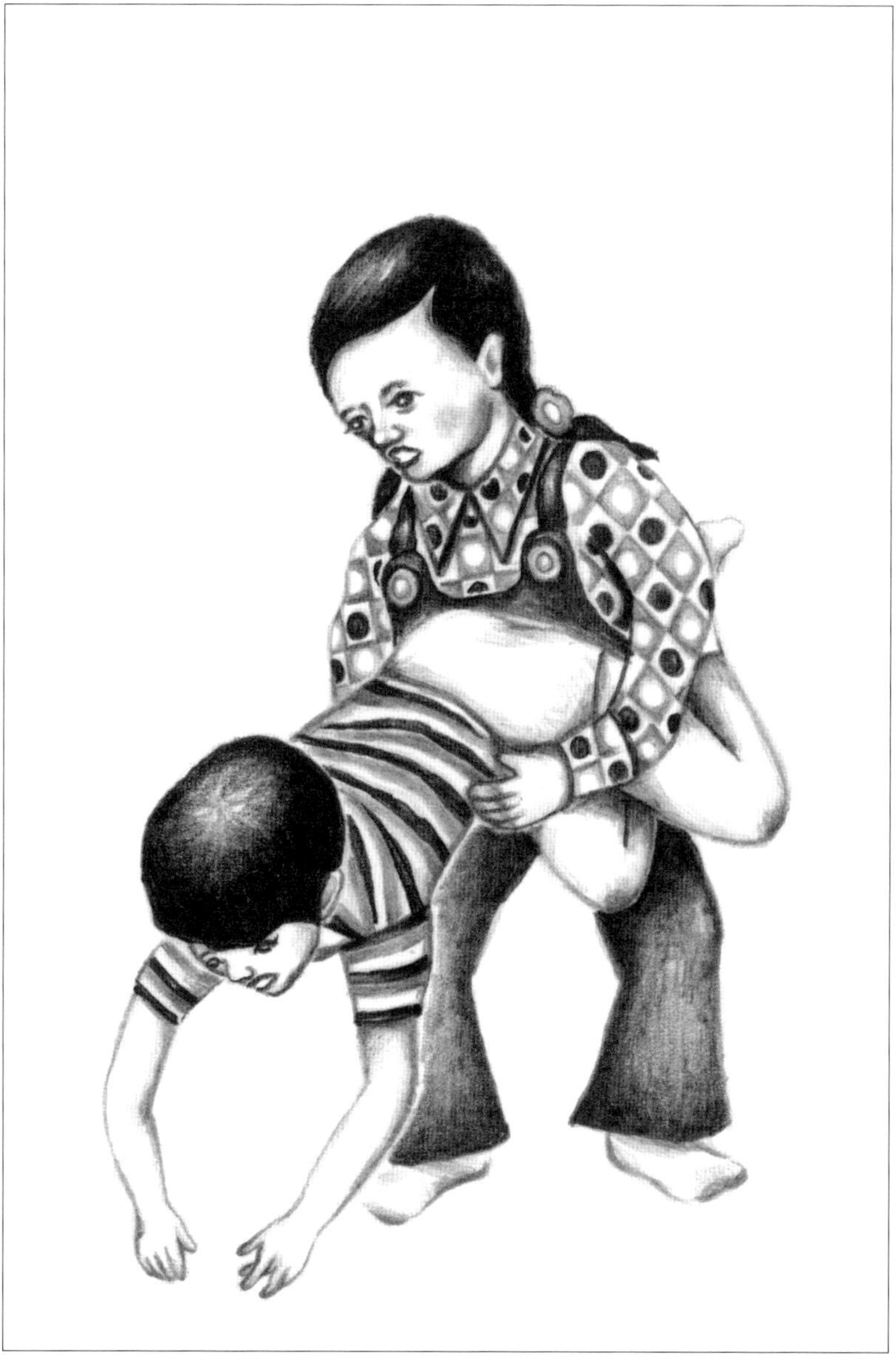

第四章 眈り

むき出しになった丸くて大きな女のひざが光沢を放っている。正座をしているせいか、女のたくましい太ももは、立っているときよりも張りを持っている。大きな左右の太もものあいだに埋もれるようにして、私は女に背をあずけ、小さく座らされている。私のひざは小さくとがっていて、大きな女のそれと比べると、およそ同じ人間の身体とは思えないほどだ。

その対比を見て、私の体に一瞬緊張が走る。鼓動は高鳴り、のどは渇いて、息がうまく吸えなくなる。意識に白いもやがかかり、力がぬけてくる。朦朧とする意識のなかで、女は背後から大きくて力強い両腕を私のひざにやんわりと、強くのせる。その腕には私の太ももくらいの存在感があり、また私は打ちのめされて昂《たか》ぶる。

私が完全に身をあずけていた微動だにしない大きな女の体が突然動きはじめ、私はぐらりとよろめく。女はゆっくりとした動きで、片手で私の体をふわりとすくい上げながらそっと仰向けに寝かせ、もう片方の手の平に抱えていた私の後ろ頭を、先ほどよりもさらに柔らかく、床におろす。

視覚が奪われた白いもやの中で、私は正面に女の体が覆いかぶさってくるのを感じている。大きくて深い女の息、私の肩を強くおさえる手、まとわりつく熱気——大きな力に身をゆだねて、私の体はゆるゆると溶けていく……。

小さなころから私は、繰り返しこんな想像に身を任せながら、体を熱く固まらせていた。

大きな女性の体に身をゆだねるというモチーフは、もしかしたら、幼少期から一日何時間も行っていたリハビリのときの記憶が、断片化され、つなぎ合わされてできたものかもしれない。実際、私はリハビリをしていた当時から、組み伏せられたりとか、太さがまるで違う自分と相手の腕が並ぶとかいった、力の差や体の大きさの差を突きつけられるような「対比」場面にふれるたびに、強い官能を覚えていたのである。

1

対比に萌える

「敗北の官能」に胸を鷲づかみ

リハビリの夜に電気が消えると外界からの情報がほとんど入ってこなくなり、なかば強制的に、意識が体の内側から来る体性感覚や、記憶や、思考に向かう。そうして日中、私の体に施されたリハビリの跡が、肩から背中、腰、股関節の各所から筋肉痛のような鈍い痛みとして届けられる。それと同時に、課題を前にして失敗し続けるときの焦燥と恥辱の感情が、いくぶん色あせたものとして思い出される。その感情記憶に重層するように、いくつかの視覚記憶や触覚記憶がぼんやりと想起される。

第二章でも詳しく述べてきたように、日中、特にトレイナーとの《ほどきつつ拾い合う関係》の中でおもに私たちの意識が向けられていたのは、「私の腕」と「トレイナーの腕」などのような、連携を探り合って動く接触点だった。このような、「私の腕」と「トレイナーの腕」という二つの身体の接触点が切り取られて記憶の中にしまいこまれるために、消灯後に想起される視覚記憶や触覚記憶のモチーフも、そういった身体の接触点にまつわるものになりがちだった。

毛布とうす暗がりの中で、「私の腕」でもなければ「トレイナーの腕」でもなく、その両者の「関係」が、触れ合っている触覚記憶や二つの腕の対比場面という視覚記憶として浮かび上がる。そしてそこに、「健常な動き」をわが身に刷り込むことに失敗した恥辱感と、他者身体にほどかれ拾われる開放感・つながり感が重なっていく。

これまで述べてきたとおり、これは「敗北の官能」とも言えるものだ。

私はリハビリキャンプ中、毎夜、敗北の官能に胸を鷲づかみにされながら、身をこわばらせては弛緩し、痙攣し、やがて眠りについた。いまだ性器的な快楽を知るよりも前から、焦燥、恥辱、そして開かれと融和に至る官能のモチーフが、私の体には産み落とされた。

ねぇ、かしてよう……

いつのころからか、私は自分の身体の小ささや弱さを見せつけられるような「対比場面」に直面するたびに、敗北の官能にとらわれるようになったが、それはリハビリのときに限定されなかった。

ある年齢までは比較相手の性別は特に関係なく、自らの身体が弱く小さいという対比場面に触れるたびに、熱い湯につかったときのようにじわじわと緊張がほどけ、体に力が入らなくなった。頭がぼんやりとしてすこし息苦しくなり、その対比場面をいつまでも見ていたいという渇望感が生まれる。条件づけられた実験動物のように、私の体には、対比場面に直面することで身体内協応構造がほどけるという回路ができあがってしまったのかもしれない。

幼稚園のころ、近くに住んでいた一つ下の男の子と、ゲームの取り合いになったことがあった。組み伏せられてあっけなく取り上げられ、馬乗りされたまま腹の上でゲームをする姿を見せつけられた。悔しくて惨めで泣きたい気分が立ち現れるや否や数秒後には、官能の波が襲ってきた。彼が乗っかっている私の腰骨あたりから熱いものがこみ上げてきて、背筋から両脇にかけて電気的なぞわぞわとした快楽が走りはじめ、息は荒くなって頭はボーッとして、目は潤むのだが口は渇いてくる。

さらなる快楽を得るために、わざとか細い声で「ねぇ、かしてよう……」と言ってみると、「ダメ！」と一蹴され、その瞬間再び大きな快楽の波が来る。

女子にこてんぱんにされる男子

やがて小学校二〜三年くらいになると、同性愛嫌悪の規範が刷り込まれたせいだろうか、官能的な対比の相手は女性に限定されるようになっていった。

たとえば小学校時代、クラスの中にはたいてい男勝りの女子が数人はいて、喧嘩でも男子たちを負かしてしまうような光景があった。私はそのような光景を、息をのんで見ていた。いまだ勃起や射精といった、男性性器を中心とした官能表現を知らないうちから、「女子にこてんぱんにされる男子」という景色に、私の目は釘付けになった。

それを見ながら私は、恐怖を感じているときと同じように、荒い呼吸や口の渇き、手のひらの湿りぐあいや背中がぞくぞくする感じを覚えていたが、同時にそこには恐怖とは明らかに異なる、身体のこわばりが内側からほどかれていくような、くすぐったさにも似た感覚が伴っていた。恐怖は、身体の構えがぎゅっと一つに縮こまり、身構える感じなのだが、「女子にこてんぱんにされる男子」を見ているときの感覚は、身体各所がてんでんばらばらになり、縮こまるというより開かれる感じだった。

他の男の子がやっつけられる姿に自分を重ねて昂ぶるだけではなく、私自身が女子に敗北することもたまにあった。小学校低学年のころ、音楽や体育の授業など、クラスから別の教室へ移動する際の、クラスメイトに体を運んでもらうようなときだ。

たいていは男子が手伝ってくれるのだが、たまに力に自信のある女子が手伝ってくれた。私の華奢な腕の二倍くらいはありそうな重量感のある腕が、後ろから私の両脇の下に入り、私の胸の前で太い両腕が組まれる。そしてひょいと体は持ち上げられて運ばれる。移動の途中で戯れに、「歩く練習しようか」などと声をかけられ、床に足がすれすれつくぐらいまで体を下ろされ、「はい、右足出して」などと言われる。私はなんだか頭がぼんやりして、うまく物事が考えられなくなる。体から力が抜けて、自分の体重をまともに支えられない。薄れた意識のなかで、「この大きな身体に我が身をあずけ、その命令に動きをゆだねたら、どんなに気持ちがいいだろう」とぞくぞくした。そして力の入らない体を命じられたままに動かす。うまく動かせないことはわかっている。うまく動かせないからこそ、そこに敗北の官能が生じる。だからうまく動かせないことに期待を膨らませつつ、私は命じられたままに右足を前に出そうとするのだ。私のつたない動きに女子が痺れを切らし、仕方ないなとばかりに抱え上げるのを心待ちにしながら。

ダイエットで強烈な快感を取り戻す

この「対比場面」への官能的な執着は、中学生のころがピークだった。このころになると、私の目は、自分の身体よりも大きくて強い身体を捜し歩くだけではなく、同時に私の身体が対比場面にふさわしい弱くて小さい状態をキープしているかどうか監視しはじめた。そのきっかけの一つとして、小学校の高学年になって私が太りはじめたことがあげられると思う。

小学校高学年になると、それまで華奢で小柄な体格だった私はみるみるうちに、「小錦」とあだなを付けられるくらいに変貌を遂げてしまった。そのような変化に伴って、私のことをひょいと持ち上げられるクラスメイトは、男女ともにいなくなってしまった。おそらくこのとき初めて私は、官能的な対比場面にふさわしい「弱くて小さい私」という自己像が、無条件に与えられるものではなくて、それをキープしておくために監視し続ける必要のある操作対象だということを知った。

それでも小学校のうちは大して気にはしていなかったのだが、中学に入学してから急に、他の人にどのように見られているのか気になりはじめ、私はダイエットを始めた。

五キロ程度減量したころ、眠っていた「対比場面」へ官能を久しぶりに味わう経験をした。後ろの席に座っていた女子生徒が、椅子にうまく座れないでずり落ちそうになっている私を、後ろから抱え上げて座り直させてくれたのである。このときに味わった強烈な快楽は、ダイエットを加速させるのに十分な報酬だった。

今でも続く食べ吐き

いつの間にか私は、家で食事をとるときには食卓の脇に、いつでも食べたものを嘔吐できるように洗面器を置いてもらうまでになった。当時はまだ、摂食障害という言葉もほとんど知られておらず、家族もそれほど大きな問題としてはとらえていなかったため、「吐きたいなら吐きなさい」という感じでさっぱりしたものだった。

このような家族の協力もあり、私は一〇キロ程度の減量に成功した。ピーク時、身長一五六センチ、体重三四キロ。うん、よいぐあいに仕上がった。そして、席替えのたびに隣に座った女子に体重を聞き、自分のほうが軽いことを確認してほくそ笑んだりもした。たぶん、嫌われていただろう。

せっかくのダイエットの努力もむなしく、その後、残念ながら期待していたほどには官能を味わう機会は訪れなかった。そして、ダイエットの衝動も数年でそこそこのところにおさまっていった。

しかし、このときに覚えた痩せにまつわる嗜癖行動は、今でもときどき顔を出す。飲み会のときに、ついつい勧められるがままに食べ過ぎてしまうと、そのあと一人になってからトイレに駆け込むようなことも今なお続いている。

トイレで吐いた後は、とてもすっきりする。そのすっきりとした感じは、おなかの圧迫感が失われるという理由だけから来るのではなくて、自己管理に失敗して食べ過ぎた罪責感ごと、帳消しになったために来るものでもある。

2 取り込めないセックス

エロ本に沈む

中学になると、思春期の熱を帯びた教室の中で、誰かが持ち込む新しい官能的な刺激に同級生たちは来る日も来る日も酔わされ、耽溺していった。私も他の多くの男子と同じように、少しずつではあるが、徐々にそういった情報に曝露されはじめた。

しかし、親が付き添って学校に通っていた自分には、ほかの同級生のように帰り道に怪しげな本屋に寄って、いやらしい本や雑誌を立ち読みするということもなかった。もっぱら誰かが拾ってきたエロ本を学校で見たり、神棚に隠していた父親のアダルトビデオを偶然見つけた友人が学校に持ってきて、みんなで誰かの家に行って視聴するというくらいでしか、そういったものに触れることはなかった。

そんな私をかわいそうに思ってか、男子たちは休み時間になると、席を移動できない私の近くまでやってきて、誰かがどこかで入手したいかがわしい雑誌を私の机の上にひろげ、女子の目に触れないよう周囲に人垣を作ってくれた。

おかげで私は特等席からその雑誌を見ることができたが、正直あまり楽しんでいなかった。どちらかというと気分は沈んでいった。自分には手に届かない世界だなあという疎外感のほうが先に立ったからである。

男優という名のトレーナー

そもそも、その本に出てくる男性のような体位を自分はとれない。雑誌の中の女性は媚態で男を誘い、男は激しくのしかかって力強く体をもみしだき、おそらく激しく腰を動かす。女はそれに感じて恍惚の表情を浮かべる。そんな写真の前で私は、「こんなふうに体を動かせないよなあ」と考えながら、女よりもむしろ、攻める男のほうばかりを見てしまっていた。

おそらく多くの男子にとって男優の動きは、これまで「やってはいけないこと」とされてきた規範を打ち破るような昂《たか》ぶりとして目に映ったのだろう。同級生にとって男優は、規範からの解放へと男子たちをいざなう先導者であり、羨望の対象だったのかもしれない。しかし私にとって男優の動きは、歩くとか走るとかと同じで、自分には遂行できない動きでしかない。

だから男優の存在は私にとって、規範からの解放を与えるどころか、逆に「セックスの仕方」という規範的な動きをあらたに教示する先生でしかなかった。多くの男子がやがては習得できるようになるであろう「セックスの仕方」を教示する男優の存在は、私にとってトレイナーと変わらなかったのである。

休み時間を目いっぱい使って、雑誌をひとしきり丹念に消費し終わった男子たちは、授業開始のベルが鳴ると蜘蛛の子を散らすように私の机から離れた。しばしば雑誌を私の机の上に置き忘れていったため、一人でしげしげと眺める私の姿が公衆の面前にさらされ、あわてて雑誌を机にしまうということがよくあった。そのたびに、本当は雑誌をあまり楽しんでない自分が、先生に怒られたり女子たちに軽蔑されたりするリスクを一手に引き受けるのは、理不尽だと思った。

「まなざされる私」に欲情する私

かわりに私をとらえたのは、小さくて華奢な中学生くらいの男子が、同学年か年下の大きくて力のある女子にからかわれる様子が描かれた、本の挿絵や漫画だった。絵だから体格差や体力差は誇張して描かれている。女子の足一本くらいの体格の男子が、持ち上げられたり、組み伏せられたりしている。

このような漫画を前にして、私は男子と女子の太ももや腕の太さを入念に比較しはじめる。力の差に関しても両腕で持ち上げているのか、片腕で持ち上げているのか、らくらく持ち上げているのか、などを読み取る。そしてこの対比という消費プロセスこそが、私を徐々に発情させていく。

このとき、私と同じように対比によって性的興奮を得る人々が、世の中にも少なからずいるということを知り、自分一人ではないらしいと安心する反面、いわゆる「逸脱した性的指向の持ち主である」という最終通告をもらったような気がして戸惑いを覚えもした。

その後、実写での動画もあることを知った。身長一五〇センチ未満、体重四〇キロ未満の小さな成人男性が、筋肉質の身長一八〇センチくらいの女性に持ち上げられたり、からかわれたりするのである。動画、そして実写、というのは漫画とは違う刺激的なものだったが、反面、漫画のようにツボが純化されておらず、興をそがせるようなノイズが入っていることも多かった。

私はそのような動画に対して、もう少し男性がしどけなく動いてくれたらいいのになあとか、もう少し男性がきれいな顔立ちだったらいいのになあとか、もう少し男性が逃げ腰だったらいいのになあとか、もう少し男性が上手にいやがる様子を見せてくれたらいいのになあとかの不満を抱いていた。

いっぽう相手の大柄な女性モデルに関しては、むしろ顔が映ってないほうがいいと思っていた。顔が映ってしまうとどうしても女性の内面が情報として伝わってきて、男性に集中できなくなってしまうからだ。私は、画面に映る小さな男に私自身を重ねて見ている。透明な、大きな女のまなざしを媒介にして、私は、私を見ているのである。

3 規範・緊張・官能

「規範の取り込み」に失敗して緊張する身体

私が拒食や「敗北の官能」に耽《ふけ》るようになったエピソードは、規範的なものを取り込むことに失敗した人間が陥る、一つの典型的な回路を象徴しているのかもしれない。少なくともリハビリ現場で、「規範から否応なしに逸脱してしまう私の身体」を反復して突きつけ続けられた経験と、この耽りのモチーフとは、無関係だと思えない。

人は皆、成長のある段階で、実際の他者にまなざされながら規範を覚えていく。やがて規範をほぼ習得し終えるころになると、他者がいなくても自分で自分を監視するようになる。さらに規範が体の一部のように当たり前のものになれば、とりわけ自分や他者から注がれる監視のまなざしを意識しなくてもよくなり、いわば「心の欲するところにしたがいて矩《のり》を越えず」の状況になる。

これはつまり、自由意思に基づいて主体的に動いているという感覚のままで、規範から逸脱しないという状態になれるということだ。「まなざし」や「規範」というものが、世界についての予期や行動原則を構成する内部モデルの別名だと考えれば、それは、他者の内部モデルを、自らの内部モデルとして取り込んだ状態ともいえるだろう。

しかし規範を取り込むことに失敗した私は、まなざしや規範との同一化に至ることなく、自分を監視する不特定多数の他者や自分自身のまなざしをひりひりと感じ続けることになる(図1)。それは第一章で述べた、「健常者向け内部モデル」と「等身大の内部モデル」の両方が一致しない私の状況に対応している。

規範の取り込みに成功した身体は、内部モデルによる予測的な制御で動くから、しなやかでやわらかく、体の緊張度が低い。いっぽう私のように取り込みに失敗した身体は、ただでさえこわばる体をより緊張させて動かすことになる。

拾ってくれる他者がいるかどうか

そして、規範の取り込みに失敗してこわばる私に「敗北の官能」が胚胎した。

敗北の官能というのは、「健常な動き」といった規範をわが身に刷り込むことに失敗した「恥辱感」と、こわばった身体内協応構造が自壊するようにほどかれてぐにゃぐにゃになった身体を他者に拾われる「開放感・つながり感」が重なっていくときに感じられるものだと述べてきた(第二章)。

それはまた、規範をめぐる《まなざし/まなざされる関係》の中で、「いつになったら許してくれるのだろう」「早く受け入れられたい」と願い続ける私が、ようやく許されて規範以前の《ほどきつつ拾い合う関係》へと移行するときに沸き起こる昂《たか》ぶりでもある(図2)。

この移行によって、規範や内部モデルが融解していくと同時に、こわばった私の身体は徐々にそのやわらかさを増していく。そして、第一章でも述べたように、内部モデルを失った私の体は予期的な構えを失うため、入ってくる感覚に対して敏感になっていく。

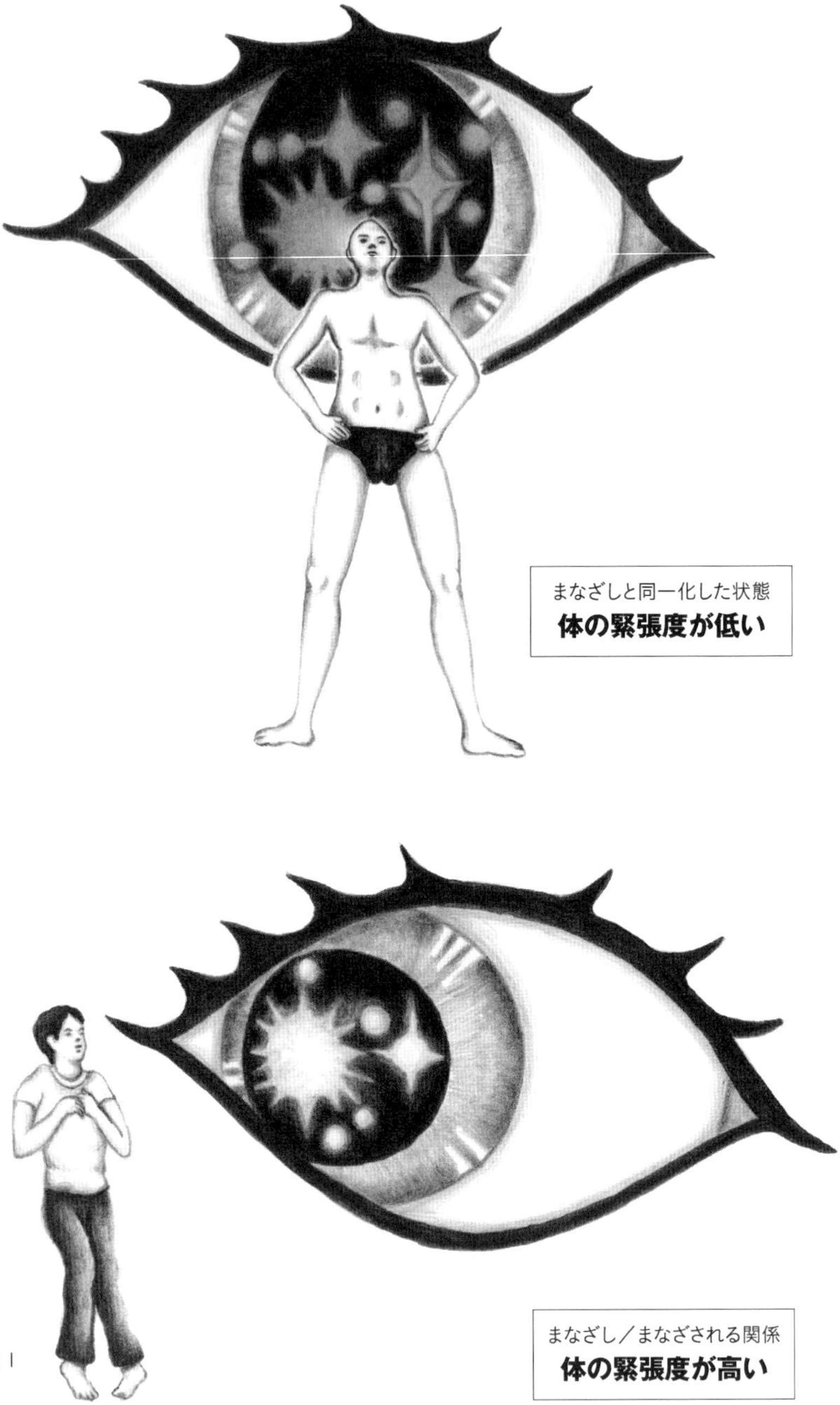
まなざしと同一化した状態
体の緊張度が低い
まなざし／まなざされる関係
体の緊張度が高い

図 1

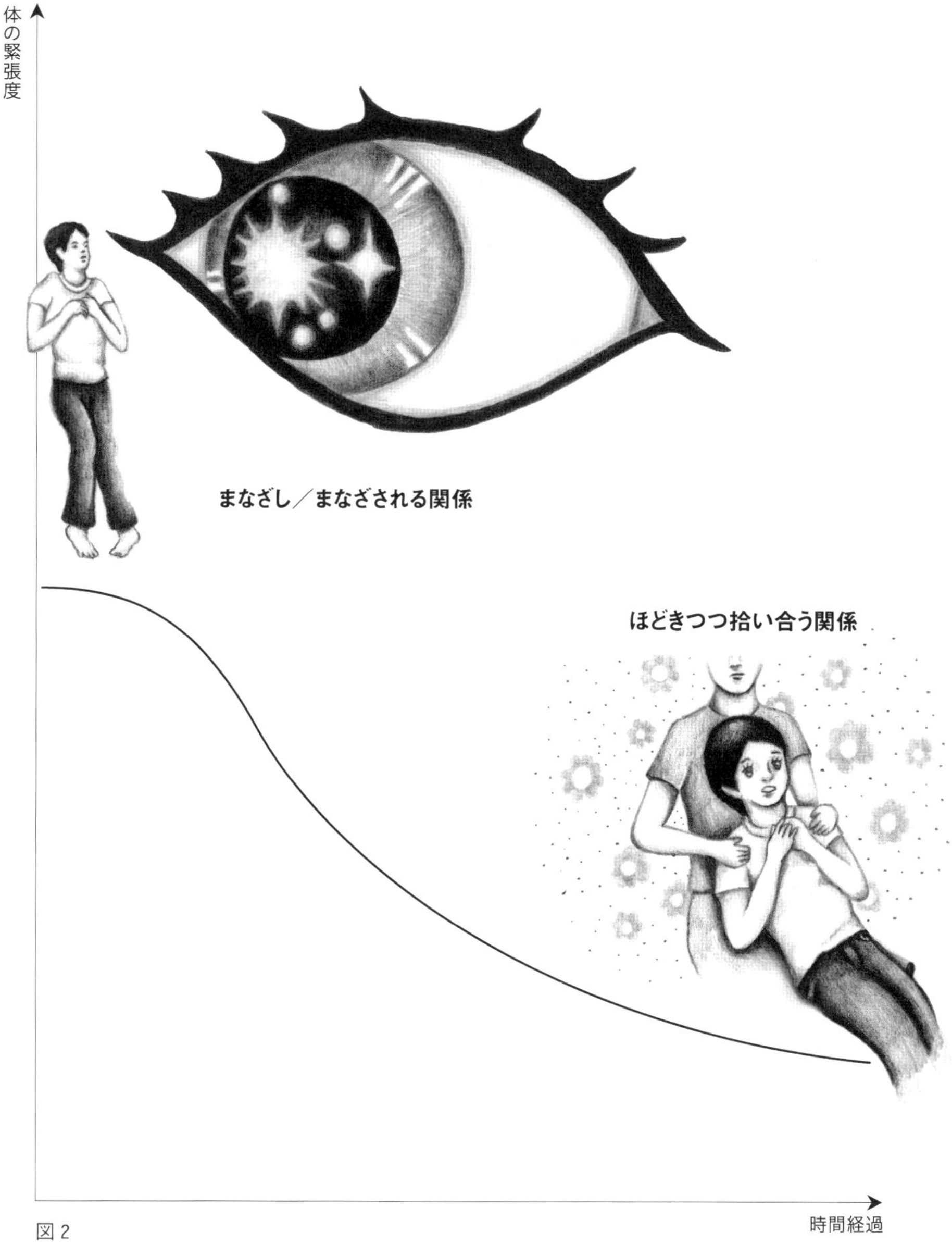
体の緊張度
まなざし／まなざされる関係
ほどきつつ拾い合う関係
時間経過

図2

しかしこの「敗北の官能」は、ほどかれたわが身を拾ってくれる他者がいなければ完了しない。でもいったいどこに、規範を踏み外した私の身体を拾ってくれる他者などいるのだろう。たいていの場合、私の目の前に立ち現れる他者は、無言のままこちらをまなざすのみで、何を考えているかわからない。眼前の他者は課題訓練中のトレイナーのように、うまくできない私を心の中で裁き、責めているのかもしれないのだ。その人が私を拾ってくれる他者であるという保証は、どこにもない。だから私は、他者へとゆだねるようにほどけていくのではなく、むしろ読めない他者を前に、よりいっそう体をこわばらせる。

そしてそのこわばりが極まれば、腹ばい競争のときのように自壊するのである。

こうして、私は拾われる手前で「こわばりと自壊の反復運動」に陥る。拾われることのないその反復運動自体にも、快楽は宿る。しかし他者に拾われない限り、そこには「また、拾われなかった」というむなしさが残ることになる（図3）。

規範のすりかえ

「健常な動き」という規範と同一化できなかった私は、規範にまなざされ続けるというリハビリ的状況から抜け出し、他者との《ほどきつつ拾い合う関係》へと至ることを夢見ていた。

対比場面に官能を覚えているうちは、「私の細い腕」でもなく、「相手の太い腕」でもなく、あくまでそのあいだにある「関係」に対して思いをはせている。つまり、そこには私をほどいて拾ってくれる他者の存在が想像されているのだ。しかし現実には、いつまでもそのような他者は現れなかった。

そのような状況の中で、自分を客体化することに慣れた私は、他者が現れない理由を再び自分の身体

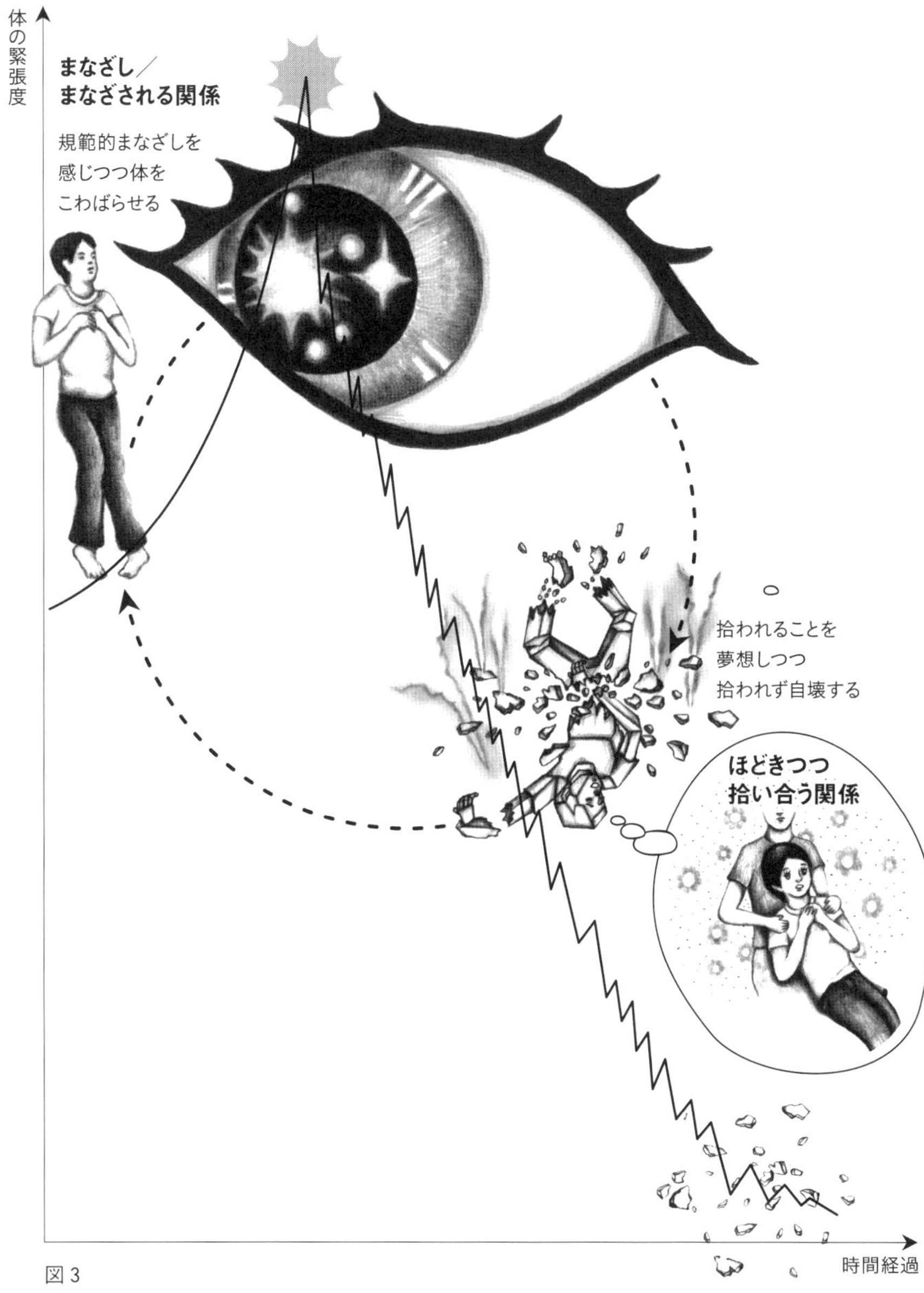
体の緊張度
まなざし／
まなざされる関係
規範的まなざしを
感じつつ体を
こわばらせる
拾われることを
夢想しつつ
拾われず自壊する
ほどきつつ
拾い合う関係
時間経過

図 3

に起因させ、「もっと弱く小さくなれば、拾ってくれる他者が現れるだろうか」という期待を持ちながら、「やせる」という別の目標を打ち立てた。そしてこの瞬間、ふたたび自ら別の監視のまなざしに絡みとられていったのだ。

対比場面への官能からダイエットへの衝動へと移行するにつれて、「私の細い腕」と「相手の太い腕」の対比というよりも、関係性から切り離された「私の細い腕」に気持ちが向くようになったと言ってよい。その過程で、「健常な動き」という規範から解放されるかわりに、「やせ規範」という別の新たなまなざしが持ち込まれることになる。ここには、規範からの〈解放〉ではなく、規範の〈すりかえ〉が起きていると言える。

私しかいない世界で眈る

第二章で、課題訓練中のトレイナーとトレイニーの関係をとおして見てきたように、課題訓練中のトレイナーというのは、生身の身体を持った「ほどきつつ拾ってくれる他者」というよりは、手も視界も届かないはるか高い場所から一方的に私をまなざすばかりの「超越的な他者」であった。そしてまなざしは、すべて私のほうへと向いていた。

このようなトレイナーとの《まなざし／まなざされる関係》に絡みとられた私は、「ほどきつつ拾ってくれる他者」への関係性へと開かれていない。私しかいない閉ざされた世界の中で、姿かたちがなく交渉不能な規範に私はまなざされていた。

これと同じことが拒食においても生じている。

今思えば、やせ規範をめぐる《まなざし／まなざされる関係》のもとでダイエットを加速していったときの私は、課題訓練のときと同じように、ほとんどの時間、私のことばかりを見ていた気がする。本来「敗北の官能」は、わが身を拾ってくれる生身の他者の存在なしには完了しないはずなのに、ダイエットをしている私にはそんな交渉可能な他者はいなかった。ここでも私は、「私しかいない世界」の中で、目に見えない大きなものからの監視のまなざしを感じながら、一人吐き続けていた。

私が拒食を通して経験したのは、規範を取り込むことに失敗した人間が、規範の内容をすりかえながらも結局のところ自己を監視するまなざしから逃れられずに、「私しかいない世界」へと一人耽っていくという事態だった。そこには、交渉可能な生身の他者がいなかったのである。

私とポルノ男優――似ている点と違う点

「健常な動き」という規範の取り込みに失敗した私が一人吐き続ける一方で、同級生の男子の多くは「健常な動き」の取り込みに成功し、規範からの命令と、本人の自由意思や欲望とが、区別できなくなっていく。つまり規範は無意識の運動プログラム、第一章でいうなら段階❶のレベルに刷り込まれていくため、本人にとって外側から縛り付けてくるものとしては感じられなくなり、内側から発するものとして感じるようになっていくのである。それと並行して、運動の結果を予測する内部モデルも完成してくるため、動きはしなやかに、やわらかく、迷いのないものになり、体の緊張度は弱まってくる。

そして、緊張度の初期値が高い私の体と、それが低い同級生の体とでは、官能の形式が異なってくるのではないだろうかと私は考えている。たとえば、典型的な男性向けアダルトビデオの展開を、「体の緊張度の変化」の推移に注目して見ると、次のような軌跡を描く。

「はじめ**弛緩**していた**男優**の**身体**はオーガズムに**向**かって**徐々**にその**緊張**を**高**めていくが、やがて**射精**に**達**すると**自壊**するようにがくがくとエネルギーを**放出**し、**不機嫌**な**感**じで**重**ったるく**緩**んだ**体**に**戻**る」

これを縦軸に緊張度、横軸に時間経過をとって図示すると、オーガズムの前後で、緊張度が徐々に高まっていく「上昇相」と、緊張度が急速に失われる「急速下降相」の二相に分けられる(図4)。

この軌道は、腹ばい競争に負けたときや、課題訓練に失敗したときの《まなざし／まなざされる関係》におけるほどけ方と似ている。ただ私の場合は、緊張の初期値が彼らよりも高い。そこでは、目標を前に焦って昂《たか》ぶる私自身が、目標に達することのないまま自壊するように「一気に」ほどけ、ほどけた後の私の体は支えられることなく、一人崩れ落ちる。

他方、ストレッチのときに感じたような《ほどきつつ拾われる》官能の形式は、これとは異なっている。初めから緊張している私にとって、官能を得るために「上昇相」は必要不可欠なものではなく、初めからただ身をゆだねてほどけるだけで、折りたたみナイフ現象のような緊張から弛緩へと至る官能を味わうことができるのだ。

「敗北の官能」こそが快楽の条件?

折りたたみナイフ現象の記述で見てきたように、官能の基本的なモチーフが、緊張と弛緩の振幅にあるとすれば、規範を取り込み弛緩した身体が官能を味わうためには、緊張度をいったん高める手続きが必要になる。この手続きに相当するのが、「上昇相」である。

私のように、いつ規範から逸脱するか油断できない身体ならば、焦りとこわばりの悪循環で「上昇

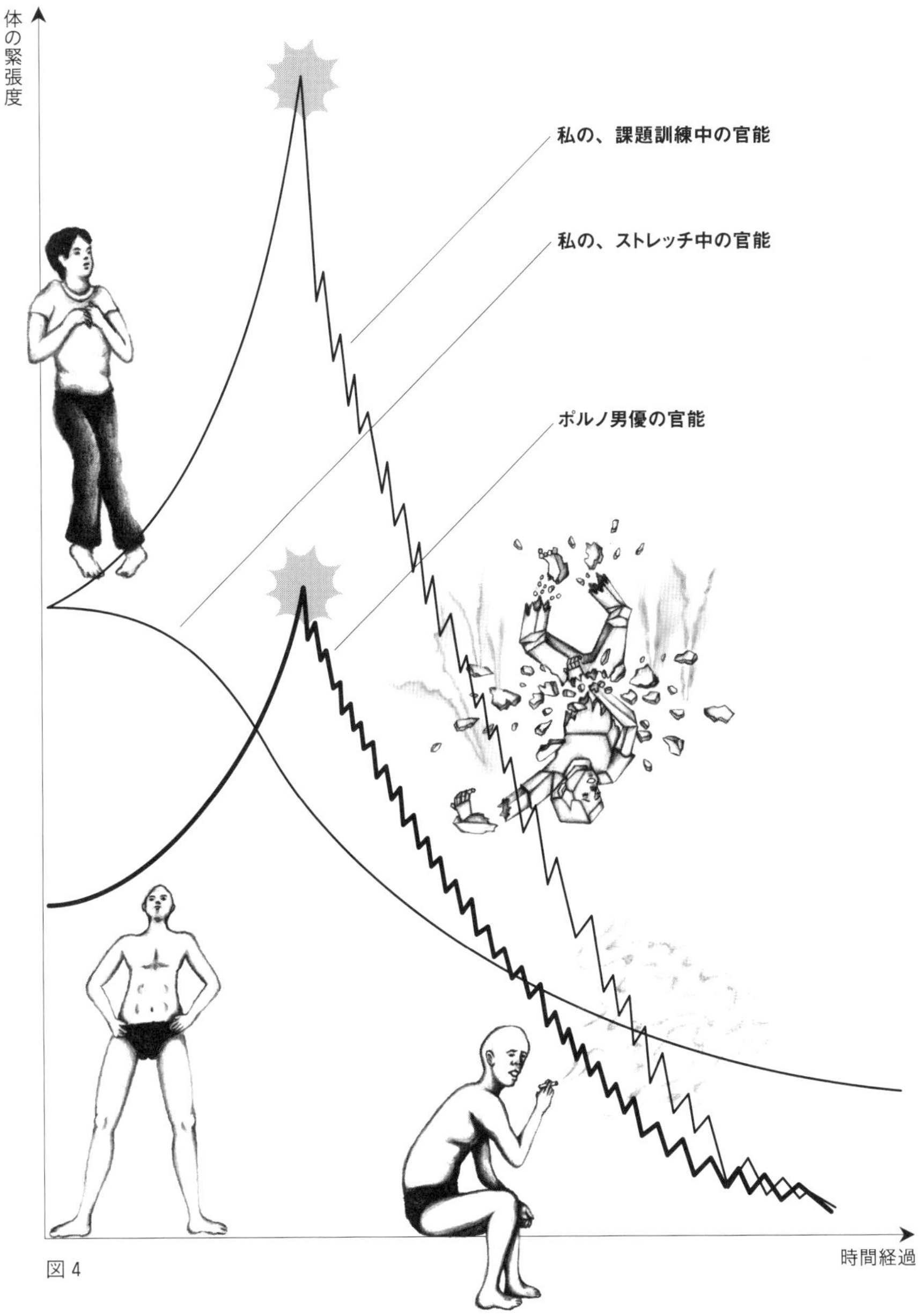

図 4

相」が起きることはたやすい。では規範を深く内面化し、首尾よく遂行できるようになった「健常な」身体にとって、焦りやこわばりを生み出す動因というのはなんなのだろう。

文化人類学者の小田は、元来、「性的快楽には、男女の別なく、幼児性欲にも似た受動性と社会的人格喪失という特徴がある」という。これを本書の言葉に翻訳すれば、「いやおうなしに（受動的に）、規範から逸脱する」という「敗北の官能」のモチーフが、男女に共通する性的快楽の条件だということになる。そして小田は男性において、「受動的逸脱」という官能の基底的モチーフが、その後の近代的な禁欲主義と業績主義によって変質させられたと述べる。

具体的にいうと、まず、「近代における自慰の「問題化」とポルノグラフィによる自慰の一般化がセクシュアリティを性器中心のあり方へと局所化」させたために、「男の全身的な性感と受動的な性的快楽の認知を阻害」するようになった。さらに、近代以降の「男性のあいだで挿入＝達成を互いに競い合う攻撃的・能動的な性の自由競争」による「業績主義」によって、男性に、相手に身をゆだねるといった受動的な性が許されなくなったというのだ。

こうした能動性・攻撃性の競争によって作られる「男らしさ」と、それに伴う受動的エロスの抑圧はまた、「見る男／見られる女」という男女の非対称性を強めることにもなった。私をひきつける「まなざされる男」という図式は、この非対称性が入れ替わったものとも言える。

男は女優に同一化している？

また小田は、現代のポルノには、女優の「社会的人格が、性的な羞恥やエクスタシー、従順さによって喪失していく」ような「紋切り型の筋書き」があり、しかも登場する男の社会的人格は変容することや喪失することはないように描かれている点を指摘する。そのため、男にとって女に辱めを与え屈服させることが快感なのだというようにも見え、男自身もそのように思う。

しかし小田は、「それを見ている男は、そこに登場する男たちに自分を同一化させ、女を屈服させているという快感を得ているのではおそらくない」と述べる。そして、「男がポルノグラフィに魅かれるのは女性が体現している受動性・受容性に対する憧れにある」とするG・ホロヴィッツとM・カウフマンの説を引きつつ、現代のポルノは「男根的セクシュアリティの幻想を維持する働きをしていると同時に、ポルノグラフィの中の女の社会的人格喪失に自分の性欲を同調させるという特殊な形で男たちに受動的な性的快楽を与えているのではないかという仮説」を提起している。

この説に従えば、ポルノに身をこわばらせる男子は想像的な取り込み作業を通じて、女の「敗北の官能」を追体験しているということになる。「上昇相」の動因は、男によって否応なしに規範を侵犯される女の官能を、追体験することによって高まる緊張だというわけだ［小田 1992］。

しかし、中学当時の同級生のあの激しい上昇相を、女への追体験だけで説明できるだろうか。他者への想像的な追体験というのはそれほど簡単な手続きではなく、それこそ私がブレイクダンスを取り込んだときのような、経験と練習が必要なものだろう。実際、小田も「ポルノグラフィを見るという行為は、(中略)本能や異性愛的欲望だけで成り立つわけではなく、それには鍛錬が必要なのである！　その鍛錬がないと、ポルノグラフィの中の女性の受動的な快楽に自分を同一化して見ることができず、現実の性交のつまらない代替行為としか捉えられないのである」と述べている。

ポルノを見始めたばかりの中学生男子が、女性への同一化をうまく行えたと考えるのは難しい。にもかかわらず、彼らはポルノを前にして、明らかに体をこわばらせていた。彼らを上昇相へと導く動因には、追体験とはもっと別のものがあるのではないだろうか。

「あえて」の逸脱と、「否応なく」の逸脱

彼らはおそらく、「してはいけないとされていること」をするという行為に、徐々に体をこわばらせていたのだと思う。それはちょうど、男子トイレで吸うタバコとおんなじ味だ。

思春期になるとなぜか、「規範への侵犯」という露悪的なモチーフにとらわれがちになる。そして、あの手この手で決まりごとを踏み外すような挑戦をしようとする。規範から逸脱するときの体験というのは、はらはらとした焦りやこわばりを呼び込んで、甘美なものになる。規範によって保証されていた、「こう動けば、こうなる」という秩序を踏み外し、内部モデルが失効した状態で感覚がどんどんと鋭敏になっていく。

このような上昇相のプロセスは、私が腹ばい競争のときに感じた焦りとこわばりの悪循環と近いように思えるが、違いもある。同級生たちにとっての「規範への侵犯」というモチーフが、露悪的な意思によって「あえて規範から逸脱する」のに対し、私にとっての腹ばい競争における「敗北の官能」は身体的な限界によって「否応なしに規範から逸脱する」という違いである。

この二つのうち、前者の「あえての逸脱」という官能のモチーフは、困難を抱えている。なぜなら逸脱とは、「○○ではない」という形でしかあらわされておらず、その具体的な運動内容が何も指示されていないものだからだ。よって逸脱を「あえて行うもの」として目標設定する限り、どう動いていいかわからずにフリーズすることになる。

このように「あえての逸脱」が目標とされるやいなや、新たに「逸脱するべしという規範」が生み落

とされることになる。男子の体は「逸脱するべしという規範」にとらわれてしまうために、緊張でこわばってくるのではないか。

ポルノの男優は（あるいは「動物的本能」や「自然な欲求」などの言葉を使う本質主義者たちは）、具体的な内容を欠いた「逸脱規範」のもとで悶々とくすぶっている男子たちに、「これが逸脱の形だ！」というモデルを提示する。逸脱規範にとらわれた男子たちは、そのモデルがもつ強度と目新しさに一度は魅了され、「俺が本当にしたいことはこれだったのか！」と真に受けて、胸をもみ、腰を動かすという露悪的な挑戦に耽っていくのだろう。★13

逸脱規範には際限がない

しかし、「あえての逸脱」という目標が持つ際限のなさは、どんなに腰を激しく動かしたところで満たされることのないところに設定されている。逸脱という目標と男優の動きとのあいだには、常に埋まることのないギャップが存在するのである。だからそれは、「足りない、もっともっと」という焦りとこわばりの循環を生む。

そしてやがて焦燥とこわばりはピークに達し、自壊するように協応構造が一気にほどかれ、全身の痙攣となってがくがくとエネルギーが放出されるのだ。だから、果たされることのない「逸脱という目標」の手前で自壊する男子のオーガズムは、敗北のむなしさを伴うのだろう。

こうして、規範からの逸脱を求めていたはずの男子の動きは、モデルを提示されることによって逆説的に、よりいっそうワンパターンで規範的なものになっていく。やがて男子もそのことに気づき、慣れと飽きが生じる。もはや男優の動きは、男子にとって逸脱をもたらすものではなくなり、新たな逸脱モ

デルをまた探しはじめることになる。逸脱規範には際限がないのだ。★14

だから他者がいないという意味では、私と同級生とのあいだには大きな違いはなかった、とも言える。私たちはともに、私の規範や内部モデルをほどいてくれる交渉可能な他者との、《ほどきつつ拾い合う関係》からはぐれていた。そして私たちは、課題訓練におけるトレイナーのような超越的な他者のまなざし＝規範のもとで、《まなざし／まなざされる関係》に絡みとられていた。

規範からはぐれそうなときには体をこわばらせ、規範から解放されればほどける。そしてこのような、規範をめぐるこわばりとほどけの反復運動には、官能が伴う。私たちは、そんな私だけの世界に閉じこもって、際限なく耽っていったのである。

《ほどきつつ拾い合う関係》へと開かれていく官能をもたらす他者は、私の奇妙な動きを拾ってくれる他者は、どこにいるのだろうか……。

4 打たれる少女

そんな思春期の私でも一度だけ、ひとり耽りを味わうのではなく、実在の他者との関係において「敗北の官能」を与える側にまわったことがある。

中学に入ったばかりのリハビリキャンプでのこと。小学校のころよりも夏休みの宿題が増えたために、キャンプ前までに終わらせることができず、私はセッションの合い間に、持ち込んだ宿題をやっていた。

そこへ、一つか二つ年下の女の子がやってきた。彼女はアテトーゼが強いタイプの女の子で、言葉も少し聞き取りにくかった。口元はアテトーゼでいつも左右非対称に引きつっていて、開いた隙間からよだれが落ちるので首にはきれいな布をマフラーみたいに巻いていた。そして、ときおりその布で口元をぬぐった。彼女はなんとか歩くことができた。

このキャンプ中、特に昼間は、皆が「健常な動き」の習得を目指している。だから「健常な発達」の時間的順序に沿って、〈寝たきり→お座り→起立→歩行〉といったような暗黙の序列が生まれてしまう。

このような単一の序列が幅を利かせる空間では、表向きは「それぞれのペースで」ということが謳われるものの、水面下では競争心や嫉妬心、挫折感や怨恨といったものがひっそりと渦巻く。そうして、歩くことのできる子とそうでない子とのあいだには、深い溝が生じてしまう。

私も、その歩ける女の子に対しては、キャンプ中独特の感情を抱いていた。私がもう何年も練習をし続けているのにいまだ習得できない「歩く」という運動を、彼女はいとも簡単にやってのけてしまう。しかも彼女にとってはそれがあまりにも当たり前のことだから、嫌味っぽくもない。せめて嫌味なら心の中で馬鹿にすることができるのに、それもかなわないほど「いい子」なのだ。彼女に対する感情はこうして表出を封じ込められ、私の中で膨張する塊となって沈む。

私は宿題をすることで、束の間この〈寝たきり→お座り→起立→歩行〉軸がはびこる世界から抜け出せた。宿題は、あの学校生活における「教室」と同じ世界に私を連れて行ってくれる。あそこでなら、私は歩けることに対する羨ましさから解放されて、息が吸えるのだ。

しかし、その女の子は宿題をしている私にちょっかいを出してきた。私とノートとのあいだにぬうっと顔を突っ込んできて、「な、にーし、てるぅ、の?」と聞いてくる。

束の間息が吸える「教室」的な世界に、〈寝たきり→お座り→起立→歩行〉軸を思い起こさせる彼女の存在がずけずけと侵入してくることに、私は苛立ちを募らせた。そして小さい声でぶっきらぼうに、「宿題」と答えた。「ふ〜ん」と言ったまま彼女は、そのまま頭をどけようとしない!

私の中に沈んでいた膨張した塊が、ぐぐぐっと喉のほうまで上がってきて、閃光のような衝撃とともにはじけた。私は自分の左ひじで、彼女の頭をごんっと押しのけた。

もともと、なんとかバランスをとって立てている彼女の体は、その衝撃でよろよろと崩れ、床に座り込んでしまった。しかし数秒後に私のほうを見て、にやりと笑った。

私はその瞬間、背筋に冷たいものが走った。そうだ、けんかをしたら私が負けるのだ。運動能力では彼女のほうがはるかに上である。本気を出したら私はぼこぼこにされるに違いない。そう思い至るや否や、私の中には同時に敗北の官能への期待のようなものも沸き上がっていた。恐怖と官能への期待の両方で、私の頭は熱を帯びてぼんやりとした。

案の定、体勢を立てなおした彼女は、私のほうめがけて猛突進して来た。恐怖と官能はさらに高まり、私の体はもはや身体内協応構造を失って開きはじめていた。そして反射的に、彼女の頭めがけてもう一度肘鉄を入れようとした。

しょせん逆らってもやられることはわかっているのに、なぜ私はあらがうのか。あらがったのにやられる、というほうが、そのままやられるよりも強い官能を得られるからだろうか。恐怖なのか官能なのか動機もわからないまま、私は左肘を振り下ろそうとした。

ところが突進してきた彼女は、私のすぐ近くまでくるとぴたりと止まった。それはまるで、私が打ちやすいように自らの頭を差し出しているかのようだった。私は、そこへめがけて肘を打ち込んだ。

一回目よりも強い衝撃が走る。彼女は再びくらありとよろけて床に落ちる。目の焦点が合わなくなった彼女は、布でよだれを拭いてから、再び私めがけて猛突進してきて、直前でぴたりと止まる。そして私はまた左肘を振り下ろす。私たちは、何度も何度もそれを繰り返した……。

私は今でも、なぜその女の子が何度も何度も打たれたのかわからない。歩けている彼女でも私と同じように、健常な動きから逸脱する身体によって敗北の官能を胚胎させていたのだろうか。

そのときの記憶は、後味の悪い、意味づけのできないものとして、今でも私の中に引っかかり続けている。

コラム

規律訓練とマゾヒズム

私のセクシュアリティを形作っている身体パーツの「対比」、そしてそこに読み込まれる「敗北図式」というモチーフは、マゾヒズムの一種とみなされてもよいだろう。

マゾヒズムとは

マゾヒズムという言葉は、一九世紀オーストリアの作家、マゾッホの文学作品にみられる被虐的な官能世界を、同時代のドイツの精神科医エービングが精神病理学用語として名づけたものだ。鞭で打たれたり、行動を支配されたり、理不尽になじられたりすることに性的な快楽を感じる人がいるという「発見」は、当時の人々の野次馬的な好奇心をくすぐったのか、急速に人口に膾炙《かいしゃ》されることになった。

マゾヒズムがなぜこの時代のヨーロッパにおいて概念化されたかについては、数々の興味深い説がある。そのなかでも特に、一九世紀ヨーロッパの帝国主義的な国家のもとで作動しはじめた「規範による国民の管理」というプロジェクトが、マゾヒズムの胚胎に影響しているのではないかとする説は、同じく「規範的な運動の管理」であるリハビリを経験した私にとって腑に落ちるところがある。

「正常な性」の明確化

まずこの時代のヨーロッパでは、従来曖昧だった「規範」なるものが、明確化されていった。たとえば一八八六年に刊行した『性的精神病質』という書物でエービングは、性倒錯を「生殖を伴わないすべての性行動」と定義した。そして「科学」という権威の名の下に、マゾヒズムに限らず、自慰、同性愛、小児性愛、フェティシズムなど、さまざまなスタイルの「規範から逸脱した性」についての記述を量産した。それは同時に、逸脱ではない「正常な性」というものの輪郭を確定していくという国家的なプロジェクトの一部でもあった。

つまりこの時代、「性科学」に権威が与えられた背後には、生殖に結びつかないセクシュアリティに「逸脱」というレッテルを貼ることで人々の性衝動を効率よく水路づけ、人口調整をするという国家レベルの意図があったと言われている。

「一望監視装置」という仕掛け

「規範」を明確化するだけではなく、それを人々に刷り込んでいくテクノロジーも、この時代に発明された。つまり、国民の人口と性質を国家が調整するために、一人ひとりの人間の行動やものの考え方に対するさまざまな規律訓練が制度化されていったのである。その規律訓練の様式は、罰則を与えることで物理的な身体に介入するというよりも、身体の動きを司っている精神に規範を刷り込むようなやり方だった。

この時代における規律訓練の現場では、「一望監視装置」という仕掛けが特徴とされている。「一望監視装置」とは、たとえば監獄や病院などの規律訓練の現場で利用された建築様式で、中心に監視塔があって、その周りをぐるりと取り囲むように円周状の収容施設がある。その円周状の建物の内部にいる囚人や患者は、監視塔から見られることはあっても決して見返すことができないように工夫されている。

このように、監視塔に実際監視する人がいるかどうかに関係なく、監視されていることを内面化させることによって、囚人や患者たちの服従はつくりだされる。「一望監視装置」にみられるような、まなざしの非対称性によって作動する服従関係と規範の刷り込みは、リハビリの課題訓練においてトレイナーが私を一方的にまなざす関係と同型と言えるだろう。

規範に従いきれない「身体性」の浮上

このように、「規範」の誕生とそれを人々に刷り込む「規律訓練」というテクノロジーが発明されたのと時期を同じくして、マゾヒズムは人々のなかに胚胎していった。たとえば、『マゾヒズムの発明』という著作の中でジョン・K・ノイズは次のように述べている。
《マゾヒズムはエロス的空想を意図的に演じることであって、そこで主体は自分自身の挫折を演じているように見える。（中略）マゾヒズムは何度も演じられ、主観性の社会的な場が構築される過程、すなわち、子供が親を介して社会的権威を内在化する過程を反復しているように思われる。》［ノイズ 2001:296］

つまりマゾヒズムというのは、急速に「規範的なもの」が人々のあいだに蔓延していくなかで、その規範に従いきれない身体の他者性がかえって強く自覚されることで起きたのだと想像できる。そしてマゾヒズムのエロス的な空想の素材は、規範を刷り込まれる規律訓練の現場、すなわち幼児期の親からのしつけや、学校や病院といった教育・矯正施設などにおける挫折体験に由来している。

マゾヒストは規範の刷り込みの失敗を単なる挫折や敗北ではなく、規範以前の身体へと退行させられるある種の官能的な物語へと読みかえて何度も再演するのである。それはちょうど私の場合で言えば、女子との腹ばい競争で負けようとしているときや、課題訓練をうまくこなせないでいるときに感じた、退廃的な「敗北の官能」と近いに違いない。

ジョン・K・ノイズ［2001］『マゾヒズムの発明』青土社

第五章

動きの誕生

これまでの章でみてきたように、私が長年受けてきたリハビリでは、まず「健常な動き」を手にするという規範的な運動目標が立てられ、トレイナーはトレイニーの動きがその目標に沿っているかどうかを、一方的にまなざし続けた。そして、私の動きを監視するようなトレイナーのまなざしを、私自身も内面化していくことになった。

こういった規範的な運動目標のもと、《まなざし／まなざされる関係》に身を置くことで、私の体の緊張はだんだんと強まっていった。そしてその緊張によって、私の繰り出す動きはかえって当初の運動目標から外れていくばかりだった。自分の動きが運動目標から外れつつあるということを感受した私の中には焦りの感情が生じ、その焦りはますます私の体の緊張を強めることになっていく。

「健常な動き」という運動目標のもと、緊張と焦りが悪循環していくこのようなプロセスは、私の動きを「健常な動き」から遠ざけていくだけではなかった。悪循環がピークに達すると、閃光のような刺激とともに焦りとこわばりは自壊し、痙攣となってがくがくと放出されていくことを私は知ったのである。そしてその自壊には、強烈な快楽があるということも。

こうしてリハビリは、私に「健常な動き」を刷り込むかわりに、「敗北の官能」を胚胎させた。おそらく問題は、最初に「健常な動き」という運動目標を立ててしまったところにあったのだと思う。あらかじめ設定された運動目標にわが身を近づけていくというアプローチ自体が、私にとっては最初から限界を抱えていたのだ。

私が「私の動き」と呼べるものを手にするためには、何か根本的に、構え方を変えていく必要がある。

この章では、私がその後実際に、「私の動き」を手にしていくまでの過程を振り返って述べていこうと思う。

この過程は、振り出しに戻ったり、わき道にそれたり、今なおジグザグと紆余曲折しながら続いているものであり、決して単線的にゴールに向かって進む類《たぐい》のものではない。でもそういった私の経験は、右に述べたような目標志向的なリハビリに行き詰まりを感じた私と同じような人たちが、これまでの自らの構えをずらすときの手がかりになるかもしれないと思い、ここに記すことにする。

1 モノと作り上げる動き

一人暮らしをするのだ！

十八歳になった私は大学進学を機に、一人暮らしをはじめた。

一人暮らしを始める前、両親はとても心配していた。なにしろ十数年間のリハビリの成果は目に見えてあらわれず、トイレに行くことも、着替えをすることも、風呂に入ることも、車いすに乗ることも、いまだ自力では行えない状態だったからだ。そんな状態で一人暮らしをするなんて想像もできない。そんなことをしたらのたれ死んでしまうのではないか。両親の危惧はもっともなことだった。

両親は一人暮らしを始める前に、一年間休学をして関東近辺のリハビリ施設で訓練をしたらどうかと提案した。しかし私はその提案に乗れなかった。もうすでに、何年間もリハビリをやってきたではないか。あともう一年それを続けることに、どれほどの意味があるというのだろう。

「いつか他の人と同じように社会の中で暮らすために、今は社会から離れて普通の人に近づく訓練をしよう」

こういう発想は、社会に出る時期を先延ばしにする。そして、先延ばしによって隔離期間が長くなればなるほど、「普通の人」「厳しい社会」というイメージが密室内で妄想的に膨れ上がり、ハードルは高くなっていく。子どもを社会に出したい反面、今の状態で出すのは恐ろしいという親心の葛藤が密室内でどんどんと高められて、リハビリへの熱情へ転化し、身動きがとれなくなっていくのだ。

「自立生活運動」に背中を押され

当時の私を一人暮らしへと後押ししてくれたもう一つの要因は、人々の介助を受けながら地域で長年暮らしている先輩障害者の存在だった。飲み食いや排泄などの基本的な活動まで介護者の都合を優先して管理する家族や施設。そこから彼らは抜け出し、人手を自ら調達しながら地域で主体的に暮らすことを選んだ。その流れは「自立生活運動」と呼ばれている。

彼らの自立生活運動の根本にあった、施設や家族のパターナリズム=《まなざし/まなざされる関係》への抵抗、という理念に私は強く共感し励まされた。自立生活運動という先行モデルを参照できたからこそ、当時の私は一人暮らしという選択肢を想起することができたのである。

しかし同時に、先輩との距離が近くなりすぎることで、今度はその先輩からの「自立生活はこうあるべきだ」という規範に絡みとられるのではないか、という警戒心を持っていたのも事実である。同じ身体障害者といっても、千差万別である。その差異を無視されて、〝正しい〟自立生活へと同化させられるのでは、私をまなざすのがトレイナーから先輩へと移行するだけで、あいかわらず《まなざし/まなざされる関係》に陥ることになる。それだけは避けたかった。だから私は彼らの暮らしぶりを参考にしつつも、あくまで私固有の暮らしを一から作り上げていこうと心に決めた。

もちろん私には生活のビジョンなんてまるでない。ただ一つ強く感じていたのは、いつかこれを始めなければ、両親亡き後、私は生きていかれないのではないかという不安だった。

大学の近くに、八畳の賃貸アパートを見つけた。アパートのオーナーは、出て行くときに現状復帰してもらえるならば、改装工事をしてもかまわないという許可をくれた。

（1）トイレとつながる

私の一人暮らしは、ほとんど何もない部屋の床にごろんと横たわった状態で始まった。いざというときの緊急連絡用に、頭の近くには当時まだめずらしかった携帯電話を置いていた。親がいたら、また実家での暮らしと同じになってしまうので、とりあえず数日間実家に帰ってもらった。

親がマンションのドアを閉めた直後、ふっと、急に時間が止まった。音もない。動きもない。これほどまでに閉じた二次元の世界は、物心ついてから初めてかもしれない。

私は、これから数日間どうやって暮らそうかと頭の中でぐるぐる考えた。しかし考えても何が問題になるのかわからなかった。何しろ私は、自分は何ができて何ができないのかさえ正確に知らなかったのだ。物心ついたときから、親がまるで私の手足のように動いていたから、完全に親がいないときの私というものの輪郭を知らなかったのである。

拒絶するトイレ

しばらくして、便意が襲ってきた。私は正気に引き戻されたような感じがして、それと同時に時間も流れはじめた。意識も外界に向き、ゆっくりと寝返りをうって、腹ばいで床を這っていく。実際どのようにして排泄するかの具体的な運動イメージがあるわけでもない。ただ漠然とトイレのほうに行こうとして這う。トイレの前まで着くのに、二〜三分ぐらいかかっただろうか。息が上がってしまって、そこで数分休む。

床にうつぶせた状態から、トイレの形をじっくりと観察する。トイレをこんなに丹念に観察したのも初めてな気がする。そして、いろいろなアプローチでトイレに座る自分の運動をイメージするが、なにしろ実際にやったことのない運動のイメージだから、ぼんやりしている。

便器の高さを目測する。もしかしたら手をかけられるかもしれない。鋭気が養われたところで、便器に手をかけて「えいやっ」と力を入れ、自分の上半身を持ち上げてゆっくりと正座の状態になる。ここまではなんとかなった。

次は立ち上がって便座に腰をかけなくてはならないのだが、立ち上がるために手をかけられるような場所が見当たらない。それに思ったよりも便所の中は狭く、身動きがとりづらい。一瞬焦りが走る。焦りに乗じて、腸がぎゅるると蠕動し、強い便意の波がくる。私の意識はトイレのほうから腸のほうへと向き、もう少し我慢してくれという交渉をする。便意を潜在化するために体をゆすったりしているうちに波は静まっていく。

試しに手すりもない壁に手をかけて、「えいやっ」と立ち上がろうとしてみるが、上体がうまく持ち上がらずにそのまますずるずると落ちていく。私の繰り出した運動は、何ものにも拾われずに空を切った。

甘美な敗戦

トイレに拾われない運動は私を焦らせ、身体内協応構造が強まる。その一方で、「ダメかもしれない」

という諦めの観念もちらりと頭をよぎり、身体内協応構造が一瞬弱まる。こうして生じる身体内協応構造の収縮と弛緩の波に乗じて、便意の波が再びやってくる。

私はまた体を揺すって便意を潜在化させたあと、先ほどとはまた少し体勢を変えて、もう一度別の場所に手をかけて立ち上がりに挑戦する。また失敗。焦る、便意、揺れ、立ち上がり、転倒、そしてますます焦る……。

そんなサイクルを何度も繰り返しているうちに、焦りも便意も疲労も徐々に高まっていき、立ち上がりはうまくいかなくなっていく。そして何度目かの挑戦でついに便意は潜在化できなくなり、決着はついてしまった。

そこには腹ばい競争のときと似た、焦りとこわばりの悪循環がピークに達して自壊するような、退廃的な「敗北の快楽」があった。結局、トイレとはつながることができなかった。しかし、交渉していた腸とは、私が負ける形で和解していった。腹ばい競争のときと同じように、焦りとこわばりは徐々に弱まっていく。

私は再びごろんと床に寝そべり、うとうとしはじめた。時間は止まり、私は少しだけ寝た。

手を差し伸べるトイレ

後日、近所に住んでいた改装業者に頼んで、トイレの工事をしてもらった。私は一度このトイレに完敗したおかげで、大体どこをどうすればいいかの見当がついていた。便器に向かい合うようにして腰掛があり、左右に手すりがあればうまく行くはずだ。業者にそんな私のイメージを伝え、取り付け工事をしてもらう。

改装後のトイレを見た瞬間、私の体がもぞもぞと開かれるような感じで動いた。それは、新しくなったトイレに私の体がチューニングしているような感じだった。一度私を敗北へと追いやったトイレが、今こうして私の動きを拾おうと手を差し伸べてきている。

私の体は、差し伸べられた手にいざなわれるように身体内協応構造を少しだけ緩め、それによって生じたあそびが、身体内協応構造の組み直し＝チューニングを可能にする。改装によって姿を変えたトイレに触発されるように、私の体も変わるのである。

私は新しくなったトイレを使ってみた。

時間はかかったものの、なんとか用を足すことができた。そのときのトイレとの融和感は官能といってもいいものだった。それは、ストレッチにおける《ほどきつつ拾い合う関係》と非常に近いものだ。トイレは私の体に合わせて形を変えた。そして私はそんなトイレの変化に応じて自分の身体内協応構造を組み直した。トイレと私の体は、互いに自らをほどきつつ、相手の動きを拾い合って、歩み寄ったのである。

その後、さらに使いやすくなるような改善点があれば業者にフィードバックをする。トイレは自ら形を変えることができないので、業者の存在は不可欠だ。そのようなやり取りを繰り返すことで、トイレと私の動きとのあいだの《ほどきつつ拾い合う関係》は深まっていく。

身体の輪郭が見えてきた！

こうして、私はトイレとつながることができた。同じようにして、私はその後も、少しずつではあるが、シャワールームとつながり、ベッドとつながり、玄関とつながっていった。こういった最低限の生活をまわしていくうえで必要な物品とのつながりは、私の生活を底辺から支える自信になった。そしてそのような、モノと向き合い交渉する過程で、私はモノについての情報を得るだけではなく、私自身の身体についての情報も得ることになっていった。

それは、できないと思っていた運動ができるということを知ったり、逆にできるだろうと思っていたことが案外難しいということを知って、それまでぼんやりしていた私の身体の輪郭、今までの言葉でいえば「等身大の内部モデル」が、徐々にくっきりとしていくような経験だった。

（2）「身体外協応構造」というアイデア

チューニングという体験

一人暮らしでモノとの格闘をしているときに何度も経験する敗北は、私の運動プログラムや内部モデルに修正を迫る。修正というのはある形から別の形へと変化することだ。その変化の過程で一度、これまでの形をほどく必要がある。

この修正途中に生じるほどけは、これまで「敗北の官能」と呼んできた現象に相当する。敗北によって自由度を高めた私の身体と脳は、私の意識が必ずしも届かない場所で、半ば自動的にトイレとのチューーニングを始める。

この「チューニング」という体験は、私の人生において大きな転機となっている。私の身体的な制約条件とトイレの構造とがチューニングしあって、手本のないところからオリジナルな運動を立ち上げるこのプロセスは、計算論的神経科学の銅谷の言葉を引用するなら、「教師なし学習」だということができるだろう。

銅谷は運動学習の形式を大きく、「教師あり学習」「教師なし学習」「強化学習」というように分類している。

動物図鑑を見ながら、これはイヌ、これはサル、と学習していくのが教師あり学習であり、そういう手本はなくても、多数のサンプルの相関や統計的な偏りをもとに、それらをグループ分けしたり、特徴量のベクトルに分解したりするのが教師なし学習であり、自己組織化と呼ばれることもある」［銅谷 2006:65］。

すなわち、「教師あり学習」が運動や表象イメージの分節化を再生産する学習であるのに対し、「教師なし学習」は、手探りで新たな分節化を立ちあげる独創的な学習といえる。

何がチューニングを導くか

この「教師なし学習」がオリジナルの分節化の立ち上げだという見解は、私の経験に照らし合わせても、その通りだと思う。

一人暮らしを始める前から私はもちろん「トイレ」という概念を知っていた。しかし、そのころのトイレに対するイメージは、今から思えば漠然としており、便意を催せば親に抱え上げられて座らされる場所以上のものではなかった。

しかし一人暮らしの中で実際にトイレと格闘することで、トイレに対して繰り出すさまざまな運動のレパートリーが増えた（＝トイレに対するオリジナルな運動パターンの分節化）。また、そういった私の運動に応答する形で、便座の高さ、滑りやすさや体重をかけたときのぐらつきぐあい、腰掛けたときの体と便座の摩擦など、さまざまなトイレについての特徴を知ることになった（＝トイレの特徴の分節化）。それらの新しい分節化は、私の体のありようを色濃く反映しており、トイレを容易に使いこなせる人たちとは、かなり異なる分節化なのではないかと思う。

このようにチューニングというのは、運動プログラムや内部モデルといった手本のないところで行われる試行錯誤だと言える。では、手本のない状態でチューニングを導いている動作原理は、いったいなんだろうか。

多賀は、「脳が運動を作るのでもなく、環境が運動を引き起こすのでもなく、それら全体の非線形力学によって運動が自己組織的に生成される」という考えのもとで、運動学習のプロセスを脳だけに還元することなく、脳‐身体‐環境が相互作用することで運動を立ち上げていくというモデルを提案している。本書で使用しているベルンシュタインの「協応構造」というアイデアも、このような脳‐身体‐環境の相互作用で自己組織的に立ち上がる結合関係を、直感的に予見していたものだろう。本書では私の経験から、環境との《ほどきつつ拾いあう関係》がチューニングを導くものだと述べてきたが、これは、多賀の言う「脳‐身体‐環境が互いに相互作用することで自己組織的に立ち上がる運動」というモデルに近いのかもしれない。★15

内部モデルはあとからやってくる

リハビリでは、トレイナーがあらかじめ「これが正しい動き」という正解のイメージを設定していた。そしてその「正しい運動イメージ」を内部モデルに取り込むことが要求された。このような、《まなざし／まなざされる関係》における運動学習は、予測的な内部モデルをつくり、それにしたがって体を動かすことを練習する「教師あり学習」の系列に属すると言えるだろう。そこでは、モノや人とつながるのは、健常な動きを実行できるようになった〝後〟であるとされる。つまり、「内部モデルの習得→つながり」の順番だ。

そして一人暮らしを始めたときの私は、「教師あり学習」の成果である健常者向け内部モデルに、ぼんやりと貯蔵された「健常者がトイレに行く」ときの運動イメージを、手本として思い出しながら動きはじめた。しかしその遂行がうまくできず、身体内協応構造と内部モデルが敗北の官能を伴いながら自壊した。

手本を失い、正解の動きというものがもはや見当たらない状態となった一人暮らしの中で、便意を解消したいという思いに突き動かされて無秩序に動く私は、環境との《ほどきつつ拾い合う関係》に身をゆだねながら、そこにあるモノとの交渉によってオリジナルの動きと内部モデルを立ち上げていった。これは、そのつど動きを創発させる「教師なし学習」の系列に属する。「教師なし学習」の結果立ち上げられた運動のイメージは、新たな内部モデルとして登録され、動きは徐々に熟練していく。つまりリハビリとは逆で、「つながり→内部モデルの習得」の順番になっている。

モノも人も同じ

このようにしてできたさまざまなモノとの「拾い合う関係」は、私の動きとモノの応答とのあいだにある緩やかな連携だから、第一章で述べたように、協応構造の一種だと見ることができる。ただこの場合には、協応構造は身体内部に閉じておらず、外界へと開かれている。だから本書ではこれを、「身体外協応構造」と呼ぼうと思う。[★16]

振り返ってみると、本書ではこれまでも、《ほどきつつ拾い合う関係》の中で教師なし学習によって立ち上がる身体外協応構造の例をいくつか見てきた。たとえば、腹ばいをしているときの床との関係や、ストレッチ中のトレイナーとの《ほどきつつ拾い合う関係》の延長線にあるのも、身体外協応構造の例だということができるだろう。そして私の体の特徴を、身体外協応構造という言葉を使ってあらわすならば、次のようになる。

「過剰な身体内協応構造のためあそびがなく、人やモノと身体外協応構造を取り結びにくい身体」

もちろん身体外協応構造とは言っても、相手が人であるかモノであるかによって違いはある。たとえば、相手の動きを想像的に取り込むというプロセスは、トイレ相手には限界があるだろう。私の体とトイレとは同型ではないから、相手の変化を我がことのように追体験するということはない。それでも私は本書において、そういった人とモノの相違点ではなく、類似点のほうこそを強調したいと思っている。そして人相手でもモノ相手でも、同じ身体外協応構造という言葉を使う。なぜなら「私の運動」は、私の身体と外界にある人やモノとの相互交渉によって立ち上げられるのだが、その際の重要性は相手が人であってもモノであっても違いがないからである。

モノは私を強制しない

交渉とかコミュニケーションといった相互行為が、人と人とのあいだで生じるということは想像しやすい。人同士では、日常的にすれ違いが起きるため、交渉やすり合わせの難しさを自覚しやすいからである。しかし、使い慣れたモノに囲まれて過ごす多くの人にとっては、対モノとのすれ違いを突きつけられる場面というのはまれだろう。「対人関係」で悩む頻度に比べ、「対モノ関係」で悩む頻度は少ないに違いない。

多数派の人間（健常者）の動きについて考えるときならば、モノではなく人との交渉の中で徐々に規範的な動きを学習していくプロセスを中心に見ていけばよい。なぜなら、モノというのはすでに多数派の動きに合うように形や機能を仕立て上げられたものとして、人々の意識の中で前提とされているので、人との関係において規範的な動きを習得しさえすれば自ずとモノを使いこなせるようになっているからである。つまり多数派においては、モノとの関係の取り結び問題は、人との関係の取り結び問題に還元されるというわけだ。

しかし規範的動きを習得できない私にとって、そのような前提は成り立たない。もう一度トイレなどのモノそのものと対峙し、相互交渉によって一から私自身の動きを立ち上げる必要にせまられるのである。人との身体外協応構造から立ち上がってくる「私の運動」は、ついつい「健常な動き」へと同化させられがちなのに対して、モノとの身体外協応構造から立ち上がってくる「私の運動」は、そういった同化作用から逃れやすい。人と違ってモノは、「これが普通の動き」という先入観にとらわれないからである。

だから私は人ではなく、まずモノとの交渉から「私の動き」を立ち上げていきたいと常々思っている。

拾ってくれるから運動が成立する

一人暮らしの体験は、「私の体から繰り出される運動が意味あるものになるためには、その運動を拾って応答してくれるモノや人との身体外協応構造が必要不可欠だ」ということを強く示唆している。運動は、それ自体で意味を持つのではない。拾ってくれるものがなければ、運動は意味もなく空を切ってしまうのである。

この「身体外協応構造が成立していなければ運動が意味を失う」という現実は、何も私だけについて言えることではなくて、誰にとっても当てはまることである。そして、運動がこの構造に組み込まれ、意味を持つためには、運動を繰り出す側とそれを拾う側とのあいだに、あらかじめある程度「こう出れば、こう返ってくる」という了解事項を共有する必要がある。それは、応答するのがモノであっても人であっても、である。応答する側には、相手が大体どのような運動を繰り出すのかについての予期があるからこそ運動を拾うことができるのだし、運動を繰り出す側についても、その予期を大きく裏切らない運動を繰り出す限りにおいてそれを拾ってもらうことができるからだ。

この、モノや人々によって共有された予期こそが、「健常な動き」などの運動規範だと言える。運動規範は、身体外協応構造を可能にするために、すなわち互いの運動を意味のあるものにするために必要なものなのである。

だからといって私が、多数派の共有する運動規範に従って体を動かす必要があるわけではない。なぜなら私の運動が意味のあるものになるためには、世の中にあるすべてのモノや人に拾ってもらう必要はないからだ。私の運動を拾ってくれる少数のモノや人とのあいだに、多数派とは異なる小さな運動規範を共有しさえすれば、私の運動は意味を与えられる。そもそも健常者と言われる人であっても、異なる文化圏に行けば、運動規範が変わって身体外協応構造を失い、自分から発せられる言葉も動きも、意味を失ってしまうものなのだから。

「これが普通の動き」という運動規範は本来、人とモノ、人と人とのあいだに効率よく身体外協応構造を成り立たせるための工夫に過ぎない。ということは、私が同化的に自らの動きを周囲のモノや人に合わせるだけでなく、周囲のモノや人が私の動きに合わせて変わるという双方向性の歩み寄りがあってもよいはずだ。

そういう面では、一人暮らしによって私が経験したのは、ぽんと放り出された世界の中で私が周囲と交渉し、オリジナルな運動規範を立ち上げていく過程だったとも言えるだろう。

(3) 電動車いすは世界をどう変えるか

地上一〇センチの世界

「私の動き」を立ち上げるプロセスについて考えるときに、電動車いすの存在は大きい。電動車いすは、アパートの外に広がる世界と私の身体とのあいだに割って入り、腹ばいでは味わえなかったようなスムーズですばやい移動を可能にしてくれる。

私が初めて電動車いすに乗ったのは、中学校に入学したばかりのころだった。それ以前は、「電動車いすに乗るとそれに頼りすぎて、運動機能が落ちてしまう」というリハビリ関係者の助言のもと、電動車いすに乗ることを許されていなかった。だから小学校までの私は、おもに地面を這って動いていた。

当時の私は、ちょっと移動するのにも椅子に座るのにも人手が必要だったから、放って置かれるといつまでも半径数メートル以内の同じ床にいて、ぼんやりとしていた。たまに這って動くけれどすぐに疲れるので、ごろんと仰向けになる。

天井の模様。しみの数を数える。私が独力で触れることができるのは、床の模様やごみ、絨毯の毛並み、ミニカーなど、床から一〇センチくらいまでの高さにあるモノに限られていた。私はそれらを登場人物に見立てて、よく物語を空想することもあった。

手が届かないところにある本棚だとか、冷蔵庫だとか、トイレだとかは、私とは関わりのないものとしてそこにあった。私は彼らと協応構造を取り結べずにいたのである。彼らは家族のほかのメンバーとはつながりを持っていて、役に立っていて、私以上にこの家庭の中で確固たる居場所を持ちえているような気がすることさえあった。親とけんかして思い通りの介助を得られなくなったときなどは特に、私は彼らからも存在を無視されているような気がして、彼らをドン、ドンと叩いて八つ当たりしたくなった。それでも相変わらず彼らは、ぬうっとそそり立っているだけだった。

電動車いすの身体化

そんな私にとって、電動車いすとの出会いは衝撃だった。おそるおそる、でも期待に胸を高鳴らせて、初めて電動車いすに乗ってコントローラーに手をかけたときのことを、私は今でも鮮明に覚えている。

あれはたしかどこかの施設で、その電動車いすの持ち主だった誰かが、にやりと笑いながら「乗ってみる?」と私に声をかけたのだ。

私は、なんだか悪い遊びに誘われたような、気まずい気分だった。でも、そこにはこれまで味わったことのない世界が広がっているに違いないという期待はおさえ切れなかった。なによりも、私を誘った車いすの持ち主の確信に満ちた少し意地悪な表情が、否が応でも私の期待を煽った。

私は初めて電動車いすのコントローラー部分に手をかけ、ジョイスティックをゆっくりと前方に倒した。その瞬間、ぐいんと加速度がかかって車いすと私の体は一体となって前に勢いよく進んだ。私はあわててジョイスティックから手を離してしまう。外から見て想像していたときよりも力強い動きだ。今度は先ほどよりもジョイスティックを倒す角度を小さくする。車いすはゆっくり動く。そして徐々にジョイスティックを踏み込む。スピードが上がる。楽しい！

はじめのうちは、「ジョイスティックを倒す角度」と、「体に感じる加速度や頬を切る風から感じるスピード感」とのあいだにある協応構造を学ぶのに意識が集中しており、周囲の景色を見聞きする余裕はなかった。

やがてこれらの協応構造が定まってくると、周りにある建物、道の起伏やカーブ、自動販売機、草木や空に意識が向いてくる。徐々に、「ジョイスティックを倒す角度」と「見える景色の変化」とのあいだの協応構造が立ち上がってくる。そして最終的には、「ジョイスティックを倒す角度」に意識を向けなくても、「あの場所に行きたい」と思うと自動的に電動車いすが動きはじめるという感覚に至る。

つまり、電動車いすの協応構造はいったん完成されると、そこに意識を向けなくても自動的に作動する無意識の潜在回路になるのである。この状態はちょうど、多くの人が、歩くときに全身の筋肉の連動に思いを馳せずに済んでいるのと同じだろう。

あそびがないと、一体になれない

このように、密接な協応構造を介して、私の体と電動車いすは結ばれている。体の一部といっても過言ではないほどの一体感だ。ただここで注意しなくてはならないのは、協応構造が強ければ強いほど一体感も強くなる、という単純な関係があるわけではない点である。

たとえば、最近の電動車いすは性能がよく、ジョイスティックの感度を微調整することができるようになっている。私がジョイスティックの角度を変えたとき、その角度変化を迅速かつ正確に拾ってタイヤの回転数に反映させるのが感度の高い設定であり、逆にジョイスティックの角度変化をある時間幅で大まかに平均化して拾うのが感度の低い設定である。平均化する時間幅が大きくなるほど、感度は低くなっていく。

そして、感度の設定が高すぎると、たとえばでこぼこした道などを走っているときに生じる私の体の揺れが、ジョイスティックの角度の揺れになり、その揺れがすべて拾われてタイヤの回転数も小刻みに揺れてしまう。タイヤの回転数の小刻みな揺れはさらに私の体の揺れを増し、ここに悪循環が成立して、全体の動きはますます揺れを大きくしていくのである。だから、感度をある程度低くして、揺れを適度に無視してもらうように設定する必要があるのだ。

このように、電動車いすとの協応構造にある程度のあそびがないと、かえって一体感が損なわれる。これは、脳性まひのあそびのない身体内協応構造が、周囲との身体外協応構造を作りにくくさせる状況と似ているだろう。協応構造は、身体内と身体外の両方がそろって初めて安定した意味のある運動が可能になり、そこに一体感が生まれる。だから、私と電動車いすとの関係にあそびがなく閉じることは、かえって電動車いすとの一体感を損なうのである。

こうして、私は電動車いすという身体を手にすることによって、地を這っていたときには触れることもできなかった本棚や、冷蔵庫や、自動販売機に手が届くようになった。電動車いすは、私がつながれる世界を、二次元から三次元へぐんと広げてくれた。[★17]

手が届けば近くなる

車いすに乗ったときに見える三次元の世界は、床に寝そべっていたころに見た二次元の世界とは異なる。それはただ単に、視点の位置が高くなったということだけではなくて、時間の流れの感じ方や、空間の広がりの感じ方にも変容をきたすものだ。

まず空間の〈近い - 遠い〉という感覚について考えよう。

現在の私には車いすから降りたとたんに、それまで近くにあったモノが、急に遠くへ離れていってしまうような感覚がある。おそらく世界にある対象物への〈近い - 遠い〉という距離感覚は、「対象との協応構造にあいた隙間」によって大きく影響を受けているように思う。

たとえば、協応構造の隙間が小さくてすぐにつながることのできる範囲、すなわち手を伸ばせば届く範囲が「近くの場所」で、息切れしない程度の移動でつながれるところは「少し離れた場所」、やっとの努力でつながれる場所は「遠くの場所」、努力してもつながれない場所は「向こう側」というふうに。

だから床の上に転倒した二次元の世界では、多くの人や、モノとのあいだに大きな隙間が生じるために、それらが遠くの場所や向こう側に存在しているように感じられる。二次元の私にとってモノたちや人々は、数十センチの至近距離にこない限り、私とは関わりのない遠くの存在なわけで、それは壁や天井と違いのない風景とも言える。[★18]

このように、協応構造にあいた隙間の大小によって空間の感じ方は変容する。その関係を整理するならば、「身体外協応構造の隙間が大きいものは遠くに、小さいものは近くに配置する」ということになるだろう。そして、空間の中で隙間が最も小さいのが「身体」である。

大地までが身体の一部に

たとえば、電動車いすとの身体外協応構造が完成されてくると、意識の中で電動車いすと私とのあいだにある隙間は薄まっていき、あたかも一体化して体の一部になったかのような感覚になる。

このとき一体化するのは身体と電動車いすの二つだけではない。タイヤを介してつながっている地面の起伏もろとも身体の一部になっている。そして、電動車いすやその下にある地面が身体の一部になると、かえってそれらの存在はあまり意識されなくなる。

つまり協応構造が完成されて身体の一部のように感じられるようになったモノは、私の意識のなかでの存在感が逆に薄まっていくのである。協応構造の隙間が小さい順に、〈身体→近い場所→遠い場所〉という順番で配置された空間のなかで、最も近くにある身体は、最も意識が届きにくい場所でもあるのだ。

協応構造が完成した領域を身体と呼ぶことにすれば、私は「身体内部の動き」を意識することはない。たとえば心臓の拍動を意識しないのと同じように、姿勢維持のための筋緊張や、ジョイスティックを操作する運動などの、身体の潜在回路に埋め込まれた動きを別段意識しないで済んでいる。だから、私の意識が届くのはいつも、身体化されていない場所、言い換えるならば協応構造に空いた「隙間」に限定されていることになる。

空間が変わると時間が変わり、世界が変わる

電動車いすに乗っているときの世界の感じ方は、乗っていないときとはまるで違う。さまざまな場所へ機敏に移動できるようになるだけで、外界との隙間が小さくなり、それまで自分には関わりのなかったモノや場所が、急に遠くから近くにやってきたような感じがして、空間の距離感覚も変わる。運動の変化量、ひいては世界の見え方の変化量が大きくなることで、時間の流れ方も早くなるような気がする。行動の選択肢が格段に増えることで、自己身体のイメージもより可能性を持ったものとして感じられるようになる。

このように電動車いすは、身体を含めた世界のイメージをすっかり変えてしまうのである。

一人暮らしを始めてからというもの、私の趣味は散歩になった。講義の空き時間や休みの日には、時間の許す限りあてもなく、電動車いすで散歩をした。

アパートから出て電動車いすに乗ると、思わず顔がほころぶくらいの解放感があって、びゅんと車いすを走らせはじめる。いつもの坂道を下るときには、少しだけスピードが上がって、モーターの高い音が心地よく鳴く。向かい風を感じながら移動する心地よさを、私は電動車いすと出会って初めて知った。

商店街や高層ビル、空き地などの景色がどんどんと流れていく。

坂道を登るときにはスピードが遅くなり、モーターの音も心なしか苦しそうに息切れして、私も疲れを感じる。

障害物をよけながら、ぎりぎり通れるくらいの狭い道を思い切って進むと、タイヤがほんのちょっと

接触して、思わず「いたっ！」と声が出る[★19]。
そんなことのすべてが、心を弾ませるのだ。

2 人と作り上げる動き

モノだけでは動きは立ち上がらない

一人暮らしを始めてから私は、その後もモノや人との関わりの中で、手探りで私の身体の動かし方というものを次々に生み出してきた。たとえば、机の上に置かれたコップを手に取るとき、私は過剰な身体内協応構造によって、手のひらをコップのフォルムに合わせて変形することが難しく、多くの人たちと同じようにはコップを持つことができない。つまり、他人がコップを持つときの動きを想像的に取り込むだけでは対応できないのである。私には他人の動きを参考にしつつもそれをアレンジして、基本的には試行錯誤によって、私の体の条件とコップの形や材質とをすり合せるように、可能なコップの持ち方を探ることが必要だった。その結果、両手の甲でコップをはさむようにして持つという、オリジナルな動きが生まれた（図１）。

「私の動き」を作り上げるうえで、モノだけではなく他人の存在は不可欠である。その理由は二つある。

一つ目は、「私の動き」を立ち上げるときに参照すべきお手本にするという点。もちろんその多くは模倣できないものだ。だから私はそのお手本としての他人の動きを先行イメージとして手がかりにしつ

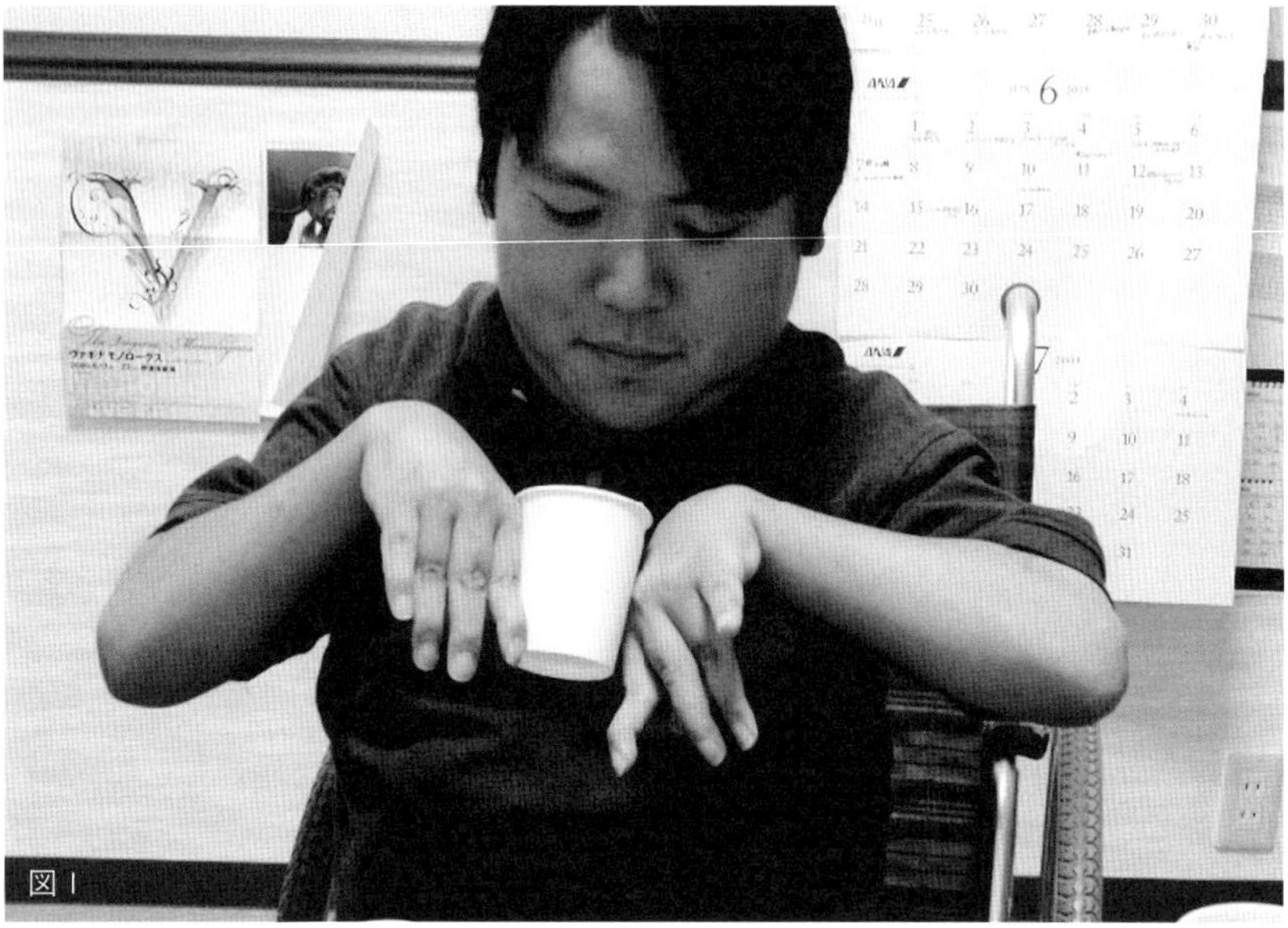
図1

つ、自分でも実行可能なものにアレンジしなおす必要がある。

手本なしに一から「私の動き」を立ち上げることは難しい。それに、意識しないところですでに私の中に刷り込まれた手本のイメージが、陰に陽に私オリジナルの動きに影響を及ぼすことは避けられないし、実現可能な範囲の運動なら避ける理由もない。

二つ目は、他人の手助けなしにはできないことが多いという点。そういう意味では「私の動き」というのは私とモノとのあいだで完結しているのではなく、介助者や補助者として助けてくれる他人の動きを前提にしているのである。

「私の動き」を作り上げるうえで必要不可欠な他人の存在。他人はどのような形で「私の動き」に影響を及ぼしてくるのか。そのような問題について考えるために、研修医時代のエピソードを述べることにしよう。

（1）モノとの協応構造を探る——研修医一年目

先輩を真似て「採血」を試みる

一年目の研修医にとって、習得すべき課題は多い。そこには机上の知識だけではなく、採血、点滴、診察、吸引などのさまざまな手技も含まれている。いわばこれらは、「医師としての運動規範」である。研修医たちの多くは早く一人前の医師になりたくて、やっきになって練習をする。

採血を習得する場合を例にとれば、まず先輩医師が採血している姿をじっと見て取り込む。しかしこの時点では、まだ先輩の一挙手一投足の意味はわからない。

次に、取り込んだ先輩の記憶をもとにしながら、見よう見まねで実際に採血を行ってみる。実際に行ってみることで、行為の対象である患者さんの腕の、皮膚の張りや湿度、弾力や、皮膚の上から触知される血管の感触などを初めて体験することになる。そして患者さんのひじをどのくらい曲げて、皮膚にどの程度のテンションをかけると、血管が触れやすく、また逃げにくいかを探索することになる。

この「探索」における研修医の手つきは、先輩医師の手つきを参考にしながらも、迷いや怯えによって震えており、無軌道・無秩序な何ものにも拾われない運動がむき出しになっている。むしろ、この無軌道さがあるからこそ、対象である患者さんの腕の性質を、まんべんなく探索できるということかもしれない。

この無秩序な運動のなかで、「ある動きが偶然選択されたときに、血管がよく触知される」という体験を積み重ねることになる。これは、「外界にあるモノに対して、自らのどのような運動が働きかけたときに、相手にどういった運動をもたらすか」についてのイメージを学ぶ過程だ。これも、ある自己身体の動きが、身体外部の世界の動きとどのように関係しているかを知るという意味では、身体外協応構造の体得と言える。

患者の腕にナビゲートされている！

身体外協応構造を体得していくにしたがって、無軌道だった研修医の手つきは徐々に安定感を帯びてくる。つまり、対象である患者さんの腕によって拾われる運動になってくるのである。

こうして研修医の動きは徐々に、先行するビジョンのない無軌道・無秩序な探索というよりも、「自分の動きによって世界にどのような変化が起きるか」という予期的なイメージが先行しつつ遂行されるような、いわば随意的なものになっていく。

その過程の中で、はじめ意味もわからず真似ていた先輩医師の動きの「意味」がわかりはじめる。運動の「意味」というのは、身体外協応構造によって与えられるのである。

ここで気がつかされるのは、「採血」という一つの意味ある運動を習得するためには、身体内協応構造と、身体外協応構造の、両方の獲得が必要だということだ。

おそらく、先輩医師の動きを模倣しようとしているときには、身体内協応構造の取り込みが中心に行われているが、それだけでは運動は確定せず、あそびとしての無軌道かつ「無意味」な運動があらわになってしまう。そこに、身体外部にある「患者の腕」にナビゲートされる形で身体外協応構造が加わることによって、運動は確定していくのだ。

同期の身体に乗り移って情報収集

しかし私の場合は、過剰な身体内協応構造があるために先輩医師の運動を模倣することができず、また身体外協応構造を可能にするあそびもなかった。引き続き採血の例で言うと、先輩医師は、片方の手で患者さんの腕を下から支えながら、ひじの角度と皮膚にかけるテンションの両方を調整している。そして反対の手で血管を触知する。そのうえで、注射器を持った手の薬指と小指でシリンジに軽い陰圧をかけながら針をさす。しかしこれらの動きを、私の体で再現することは不可能なのである。

困り果てた私は、同期の研修医たちが先輩を真似ながら探り探り習得する様子を、じっと見ていた。ブレイクダンスのときと同じように、同期の研修医の観察者となって、彼らの運動を追体験したのである。彼らは無秩序な運動をむき出しにした状態から、失敗を重ね、徐々に身体外協応構造、そして運動の意味を見出していく。

すでに完成されたお手本のみを与えられたとしたら、私は自分で先輩の運動の意味を見出すことができなかったかもしれないが、観察者として素人の身体に自らを重ねることで、「皮膚にテンションをかけないと血管が逃げるのか」とか、「テンションかけすぎると血管が触れにくくなるのか」とか、「ひじは伸ばし過ぎても曲げ過ぎても血管が触れにくくなるのか」といった、身体外協応構造を漠然と想像した。

そして次に採血という一連の運動を、研修医の手と、患者の腕やシリンジとの接触点に注目して、「皮膚のテンションを調整する」「シリンジに陰圧をかけ続ける」などの要素に分解して考えた（図2）。さらにこれらの運動要素のうち、自分にできるものとできないものを分けた。

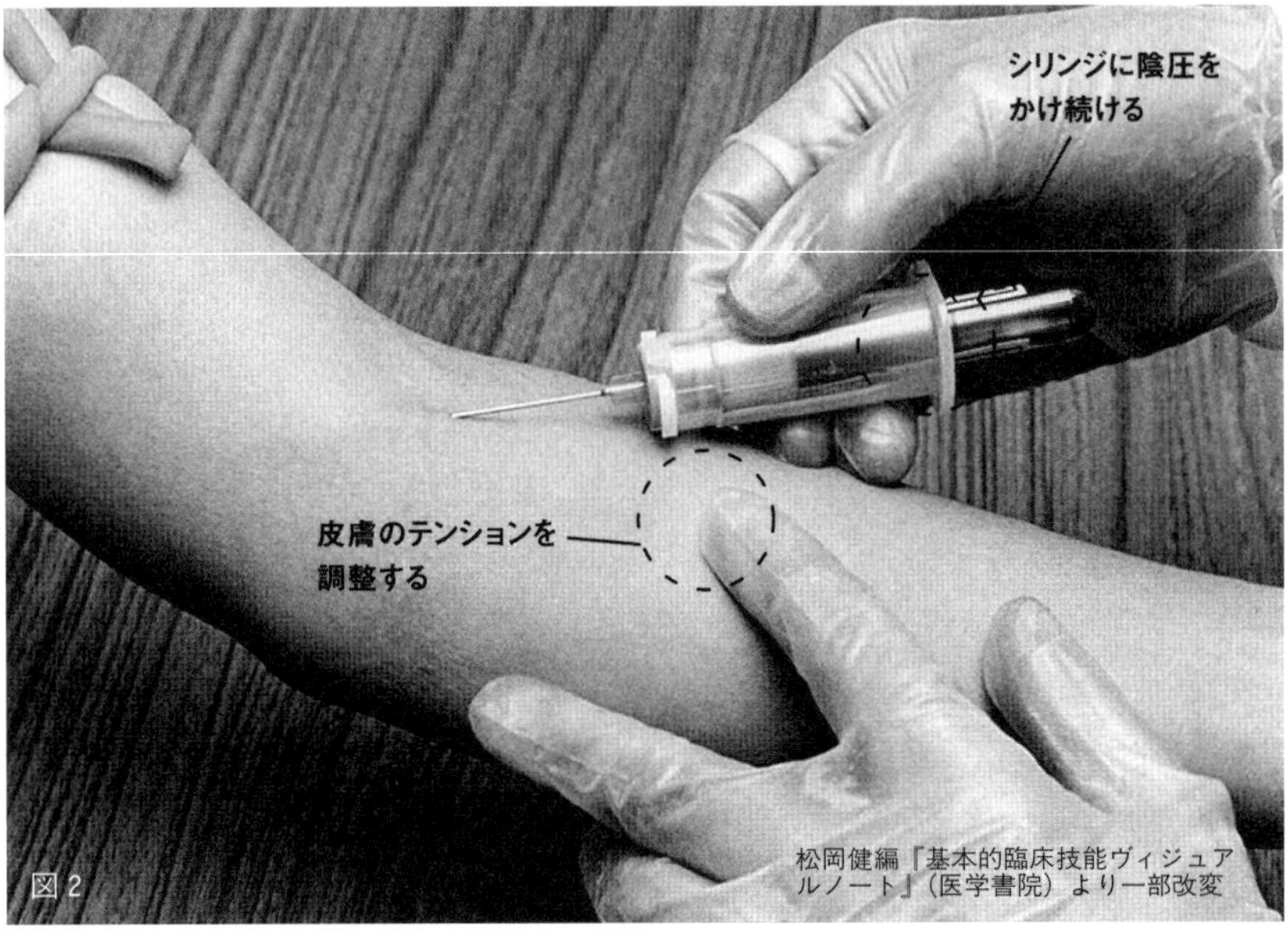

松岡健編『基本的臨床技能ヴィジュアルノート』（医学書院）より一部改変

図2

困り果てて百円ショップへ……

たとえば皮膚のテンションをかけることと、針を刺すことなら一人でできる。ひじの角度調節は枕を使うとしても、シリンジに陰圧をかける手が足りない。枕だって大きさがいつも同じというわけにはいかず、患者さんに合わせて大きさを変えなくてはならない。どうしよう。

しかも、どうもよく観察してみると、採血というのはそれだけにとどまらない。

採血に必要な各種道具、つまり針や注射器、血液を採取する容器、腕をうっ血させて血管を見えやすくする駆血帯というバンド、アルコール綿、絆創膏などを、所定の保管場所からその都度かき集めなくてはいけない。そういえば駆血帯を結ぶこともできないな。どうしよう、全然手が足りない……。

すっかり出遅れて焦った私は、仕事帰りに百円ショップに寄るようになった。足りない手を補うために、自ら「自助具」を工作しようと考えたのである。

まずカゴ。必要な各種道具をそのたびにかき集めるのでは効率が悪いし、忙しくて狭いナースステーションの中で、車いすでうろちょろするのは気が引ける。だから自分専用の道具をこのかごに入れて持ち歩こう。枕も各種取りそろえておけばいい。

次にシリンジを引く手が足りない。そうだ。カゴに注射器をとりつけられるようにして、陰圧を加えてくれる機械をつけたらどうだろう。採取した血液はすぐに容器に入れないと固まってしまうが、私のスピードでは危ういなあ。これも自動でできるといいのだが。

工作のアイデアはますます実現不可能な方向へ膨れ上がっていった（図3）。試作品を作っては先輩医師の腕を借りて何本も練習したが、うまくいかなかった。一度だけ試作品を持って患者さんの採血をしたが、一度目でうまく血管を探り当てられず、焦りとプレッシャーに負けて同僚にバトンタッチした。

こうして一年目の私はすっかり自信を失ってしまった。

「医師としてできることは、なにもないんじゃないだろうか」

私は敗北感で力が抜けていき、意欲を失っていった。茫然自失に近い状態で、二年目の私は忙しいことで有名だった地域の病院に移った。

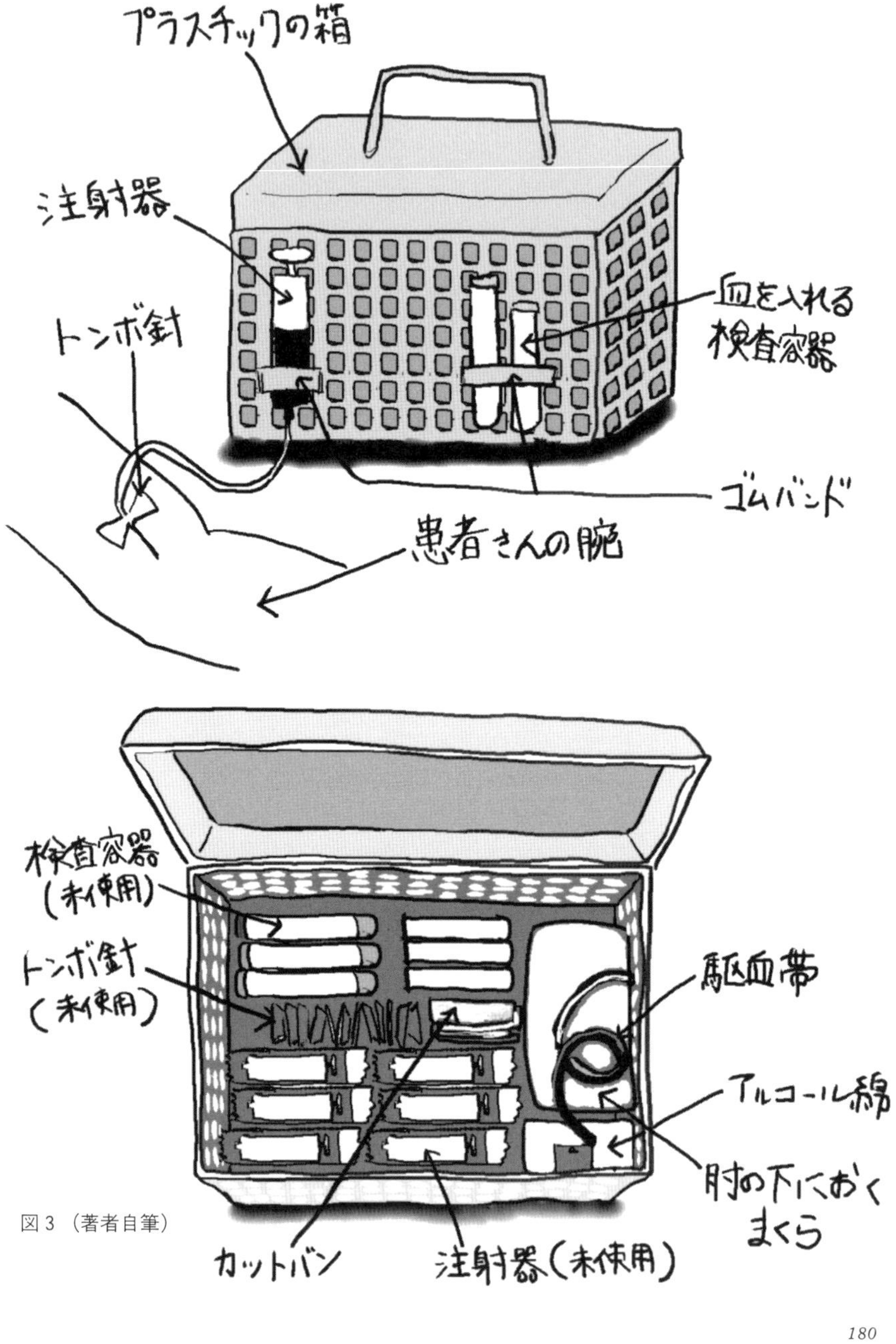
プラスチックの箱
注射器
トンボ針
血を入れる検査容器
ゴムバンド
患者さんの腕
検査容器（未使用）
トンボ針（未使用）
駆血帯
アルコール綿
肘の下におくまくら
カットバン
注射器（未使用）

図３（著者自筆）

（2）人との協応構造に目覚める——研修医二年目

みんな「一人では何もできない」忙しさ

はじめはこんな忙しい病院でやっていけるわけがないとあきらめ半分だったのだが、事態は意外にも好転していった。

今から思うと一年目の私は、採血くらい自分一人でできなくては医師として一人前ではない、という考えにとらわれていたのである。それは、一年目の研修医が置かれる独特の立場性に起因しているのかもしれない。研修医自身も「早く一人前になりたい」と切に願い、意識的にしろ無意識的にしろ、同僚の技術と自分のそれとを比較して一喜一憂する。教育機関である大学病院という性質上、周囲もまた研修医に対して、「こいつ大丈夫だろうか」という「裁き」のまなざしや、「こいつを何とか一人前にしなくては」という「教育」のまなざしを送る。それは、課題訓練におけるトレイナーとトレイニーの《まなざし／まなざされる関係》と同じだ。

それに比べて二年目の病院はとにかく忙しく、スタッフ一人ひとりが「自分一人では回せない」という感覚を共有していた。「自分一人では何もできない」という意味では、みんな障害を持っているとも言え、私の持つ身体的な差異は、他の人がそれぞれに持つ限界と等価になった。「あの先生は夜中なかなか起きないが、腕はいい」とか「あの先生は、腕は悪いが患者ウケはいい」などのキャラクター情報をスタッフが共有していて、それぞれが出せるものを出し合って仕事をしている。

そのような場にいるスタッフが私に注ぐまなざしは、「裁き」や「教育」という上からの目線ではなくて、「助けてくれる?」「助けようか?」といった「拾い、拾われること」を潔しとするような融和的なまなざしだった。

チームワークの立ち上がり

そのような場では、もはや百円ショップで作った、かさばる自助具など必要ない。周囲のスタッフは、手術中のアシスタントのような集中力で、私の一挙手一投足から、私が何をしようとしているかを読み取ろうとする。このときおそらく周囲のスタッフは、前に述べたような想像的取り込みの作業によって、私の動きの背後にある思考や感覚を読もうとする共感的な構えになっている。「融和的なまなざし」というのは、そういう構えを指している。たとえば採血の道具を集めようともぞもぞしていると集めるのを手伝ってくれたり、シリンジに陰圧をかけるのを悪戦苦闘していると手伝ってくれたりする。私のぎこちない運動は、一年目のように何ものにもかかすらず真空で空振りするのではなく、そばにいる誰かに拾われる。他者と自分の運動が連鎖しはじめ、そこに、身体外協応構造=チームワークが立ち上がってくるのである。

もっとも、ある程度の身体外協応構造ができるまでは、私自身、私のどの動きに連動してどのような周囲の動きが可能になるかの見通しがつかないわけだから、周囲に助けを求めようとしても言葉にならない。ある程度の身体外協応構造ができて初めて、私の動きを起点に引き起こしうる運動連鎖のパターンがイメージとして私の中で分節化され、「あれをしてください」「これをしてください」と声を出すことが可能になるのだ。これは私の中に採血を行ううえでの先行イメージが誕生することで、随意的な運動が可能になったことを意味する。

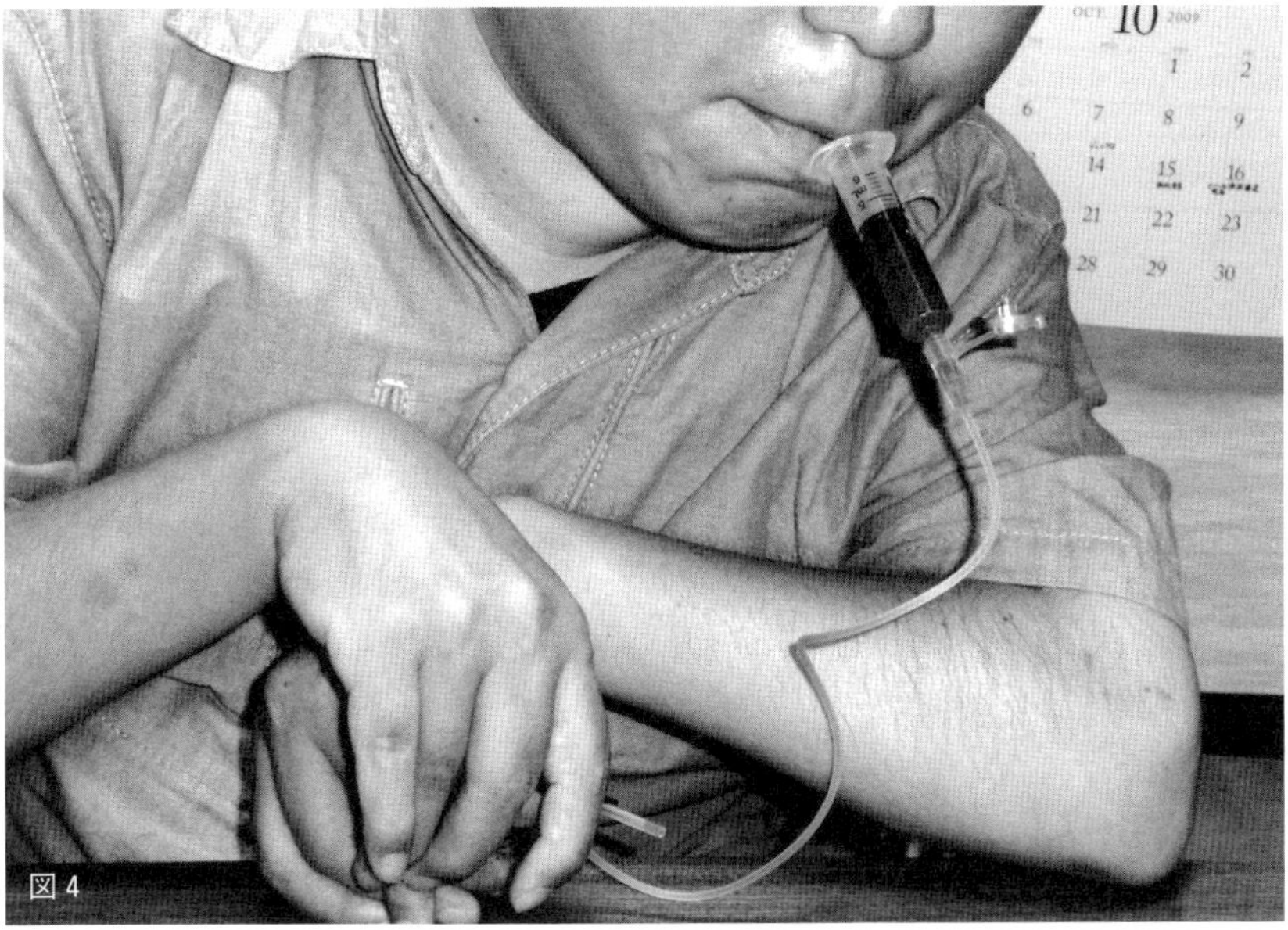
図4

その結果、採血に関しては、注射器の陰圧は口を使い、左手で皮膚のテンションを調節し、ひじの角度は補助者の身体を使うというふうに運動を組み替え、採血が行えるようになった。ただ、吸血鬼を髣髴とさせるような「口を使って血を吸う様子」は評判が悪く、その後、人手に余裕のあるときにはシリンジも補助者に引いてもらうようになったが、救急などで手が足りないときには、今でも口が出る（図4）。

補助者の身体と私の身体が一体化する

このように私の動きは、他者の動きを参考にしてはいるものの、それをいったん解体し別のものに再構築することでできている。

解体‐再構築の前後で保存されているのは、患者の腕という対象物と私の運動との接触点における身体外協応構造である。私の身体の動き自体に内在する身体内協応構造は、もはやお手本のそれとは似ても似つかないものになっている。

つまり私は、他者の動きをそのまま取り込んで再現することができないため、代わりにまず対象との接触点にフォーカスして手本の動きを観察し、その接触点に現れている「対象と手本との身体外協応構造」を取り込むのである。そして、その協応構造が可能になるように、「私の身体の動き」と「補助者の身体の動き」と「対象物である患者の腕」の三者関係を結びなおし、可能なフォーメーションを新たに作ることになる。

そうやってできた私固有の運動というのは、しばしば補助者の身体を必須の要素として巻き込んでおり、彼らと私のあいだにも、強い身体外協応構造＝チームワークが成り立っている。たとえば、採血するときに私の補助をしてくれる慣れた同僚は、私の身体がどのような動きのパターンを持っているかよくわかっており、口で言わなくても、私の指先のわずかな動きに反応してその「意味」を読み、患者さんのひじを支える手を調整してくれたりする。

まるで、補助者と私の二つの身体が拡張された一つの大きな身体のように感じられる、不思議な体験である。患者さんの腕、という同一の対象物に対して、私の身体と補助者の身体の二つが採血という運動を行おうと臨んでいるのであるが、このとき私の主観的な感覚では、私の身体と補助者の身体の境界は曖昧になっているように感じられる。

3 「大枠の目標設定」が重要な理由

「目標」は拾われるための条件

かつて「健常な動き」という運動目標をめぐって《まなざし／まなざされる関係》に置かれたリハビリの現場では、私はついに「私の動き」というものを手に入れることができなかった。しかし一人暮らしや二年目の職場では、最終的に到達すべき運動目標についてのビジョンを誰も持たぬまま、ただ外界との《ほどきつつ拾い合う関係》に身をゆだねて試行錯誤することで、徐々に身体外協応構造が立ち上がり、周囲によって拾われ意味を与えられる「私の運動」ができ上がっていった。この二つの違いについて考えることが、本章の中心的なテーマである。

過剰な身体内協応構造を持っている私の体は、多くの人と違ったぎこちない動きをしてしまう。そのため、周囲の人やモノはしばしば、私の運動とのあいだに協応構造を取り結ぶことができず、私の運動は何ものにも拾われることなく無意味に空を切る運動として宙に浮かんでしまう。しかし先ほどの採血の例を通してみてきたように、「採血をする」という目標のもとで、私の身体内協応構造にあわせるように周囲の人との身体外協応構造＝チームワークが立ち上がり、私のぎこちない運動が補助者の動きによって意味を与えられることもある。

この過程で大切なのが、最終的な「目標」がどのようなものか、という点だ。[★20] 拾われる運動というものは、多くの場合なんらかの目標を持っている。これまでの例でいえば、「コップを持つ」とか「採血をする」などが、この目標に当たる。このような目標ごとに形作られている運動の連結パターンが運動規範であろう。

そして多数派の運動規範をうまく実行できない私は、この「目標」の設定の仕方に関しても慎重にならなくてはならない。

結果オーライがあそびをつくる

一年目のときの私は、先輩がやる採血の動きに近いものを、なるべく自分一人で再現できないかと格闘した。そのとき運動目標としてあったのは、「先輩医師が採血する姿」という具体的な運動イメージの模倣であり、その目標から否応なしにずれてしまう自分の運動に焦ってうまくいかなかった。焦りは、ただでさえ過剰な私の身体内協応構造をよりいっそう硬くさせる。それによって私の動きには、周囲のモノや人と協応構造で結びつくためのあそびがなくなってしまう。このように、目標となる運動のイメージが具体的過ぎるとうまくいかないのだ。これはリハビリにおける課題訓練についても言えることである。

一方で二年目のときには、「どのような形でもいいから、採血できればいい」という「大枠の目標設定」のもとでうまくいった。目標が大枠で与えられると、試行錯誤のためのあそびができる。一挙手一投足にそれほど焦らなくなり、かえって私も周囲も動きやすくなるのである。目標設定を具体的にしすぎず、大枠のままにしておくことは、私が焦らずに柔軟な運動をキープするために重要なポイントと言

える。★21

「敗北の官能」が私の運動を立ち上げる

では、目標を具体的にしすぎず、大枠のままにしておくときの身体の構えは、どのようなものだろうか。たとえば「採血をする」という大枠の目標が与えられたときのことを考えてみよう。

すでにある程度のチームワークが成り立っており、大枠の目標を達成するための具体的な動きの選択肢がいくつかリストアップできるような場合には、それほど難しくない。目標へと至るいくつかの経路の中から、その時々にふさわしい選択をするだけである。

しかし、いまだチームワークが成り立っていない集団が試行錯誤する場合には、具体的な選択肢のリストは白紙の状態である。柔軟な選択をしようにも選択肢がないわけだから、身動きがとれなくなる。それでも、もしチームメンバーの身体がある程度似通っていれば、自分以外のメンバーがどのように動けるかを互いに予期できるからチームワークも立ち上げやすいだろうが、私のように、どのように動けるのか予測しにくいメンバーがいると、具体的な選択肢を想像することも困難になる。

このような張りつめた状況に風穴を開けるのは、大枠の目標すらもいったん脇に置いて、互いに交わり合い、互いの身体を知り合おうとするある種の官能的な動因だと思われる。目標にこだわる《まなざし／まなざされる関係》よりも、目標を達成できずに敗北したとしても互いに交わることにある種の悦びを感じて身体が開かれていく《ほどきつつ拾い合う関係》を優先するような心性こそが、互いの身体イメージを取り込むことを可能にし、そこに協応構造を生み落とす。そして、硬直していたチームはもぞもぞと動き出し、遠回りしてやがて目標に到達するだろう。

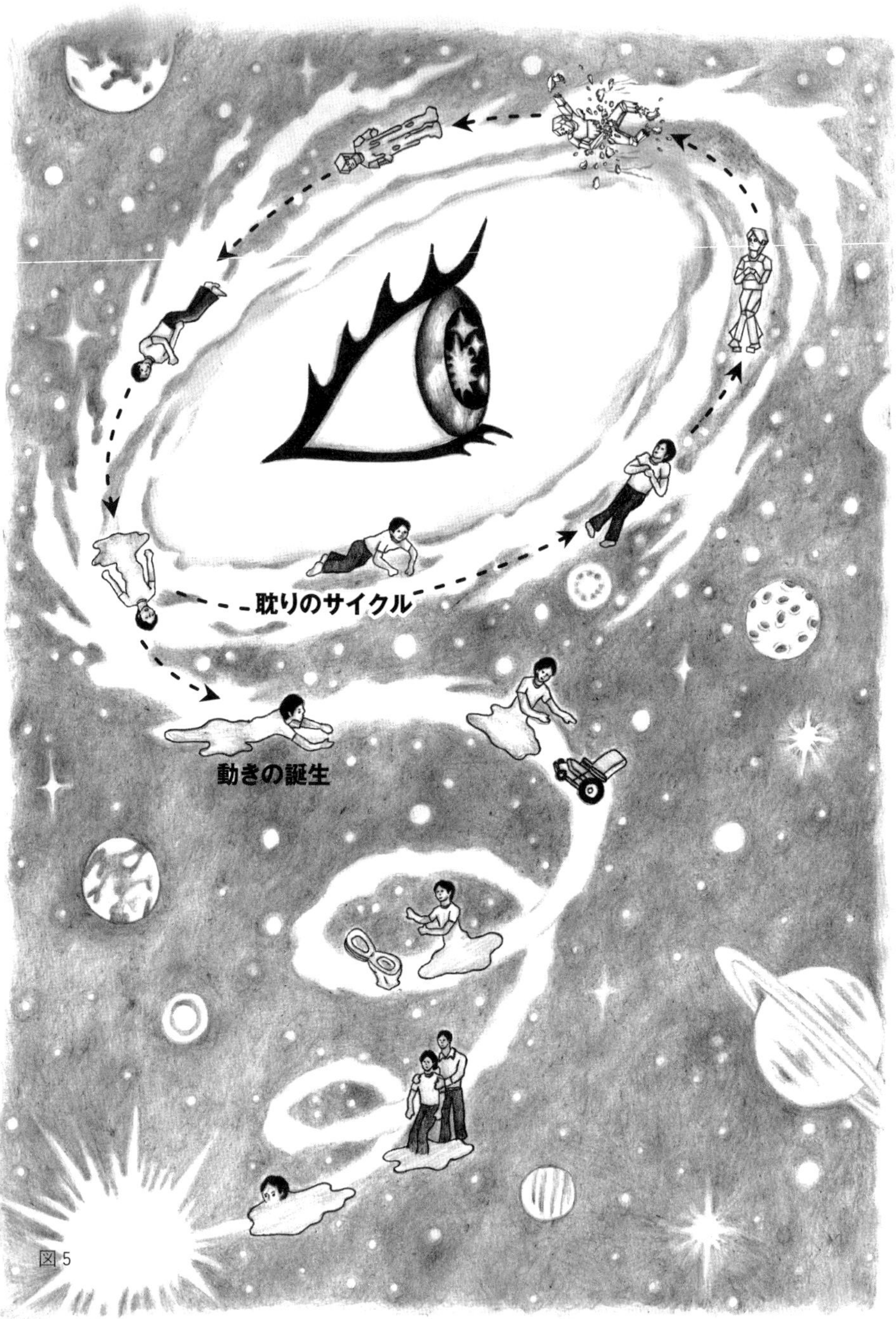

図5

このモチーフは敗北の官能と共通している。リハビリの夜に、単なる副産物として産み落とされたかに見えた敗北の官能は、こうして新しい「私の運動」を立ち上げるために必要な中心的動因として回帰してくる（前頁、図5）。

4 世界に注ぐまなざしの共有

私は他者の動きに憑依して世界を意味づける

赤ん坊が世界の中に意味を見出していく過程は、自らの運動と世界の応答との関係を見出していく過程にほかならない。赤ん坊は一見無秩序な探索行動の中で、触り、たたき、つかみ、投げ、舐めて、世界の応答を感じ取る。おそらくこのとき世界の中で、自らの運動に応答した部分が意識の中で前景化して切り取られ、そこに意味が付与されていく。それは運動感覚と応答の知覚がセットになった記憶としての意味である。

動きは世界と身体とのあいだで生じる。世界との拾い合う関係の中で立ち上がる私の動きは、私の身体に意味を与えるのみならず、一方の世界にも意味を与えていくのである。

では、外界にある多くのモノとの直接交渉が難しい私が、外界の意味をほとんど捉えられないかというと、そうではない。

たとえば私は、階段を昇るという運動を自ら実行はできないけれど、階段を昇る他者の動きを想像的に追尾して取り込むことで追体験している。そうして、私なりの「階段を昇る」というおぼろげな運動イメージが、私の中には宿ることになる。

ここまではブレイクダンスを取り込んだときと同じプロセスだ。違うのはそのあとである。次に私は、取り込んだ健常者の運動イメージを媒介にして、自ら昇ることのできない「階段」の意味も把握しているのだ。

このようにして、一人暮らしを始める前から、「自分では実行することのできない他者の動きを、想像的に取り込む作業」を行ってきた。その作業を通して、私にはたくさんの他者の運動イメージが入ってきており、それによって世界の意味をおぼろげながらでも他者と共有することができた。

しかしそれは、あくまでも「健常な身体にとっての世界の意味」だった。一人暮らしをはじめた私は、赤ん坊と同じように新しい動きを通して世界とじかに接触することによって、「私の身体にとっての世界の意味」を新たに分節化させていった。

「健常者」と「私」、二つのまなざしが必要

では一人暮らしを始めてからは、「健常な身体にとっての世界の意味」が必要なくなり、「私の身体にとっての世界の意味」だけで用が済むようになったかというと、そういうわけでもない。その理由は介助関係の中にある。

私の身体は独力でできることが少ないため、一人暮らしを始めた後も介助者の身体を身体化することが必要不可欠である。私は、無防備な身体を常に他者にさらし続けなくては生きていけない。しかしこれは、ある種の怯えを伴う事態である。たとえば初めて会う人に介助をお願いするとき、相手が何を考えているかわからない状態のまま触れられるのは、とても怖いことだ。相手が何を考え、次にどのようなタイミングでどのような運動をするかについて、ある程度こちらが予測できる状態でなければ、身を

あずけることは難しい。

自分では実行することのできない健常者の運動パターンを想像的に取り込む作業というのは、その他人がどのように感じ、これからどのように動くかを予測するために必要とされる、基本的な作業と言えるだろう。そしてそのことによって初めて、私は介助者の運動を拾うことができ、介助者とのあいだに、運動を拾い合い、意味を与え合う身体外協応構造が成り立つようになる。

私は一人暮らしを通して、さまざまな健常者の身体と交渉し、借用する経験を重ねていった。そして、リハビリのときにはわからなかったような「健常な動きのイメージ」や「健常な身体にとっての世界の意味」を知ることになった。車いすを押す介助者の荒い息づかいを背後に感じることで、「なるほど、この坂道は健常者でもきついのか」とか、そんなことを数多く学んでいったのである。

つまり私のような少数派は、多数派との協応構造を取り結ばなければ生きていかれないために、私オリジナルの運動規範のみならず、多数派の運動規範をもキープし続けざるを得ないという、いわば「規範の多重性」が、生きていくために必要な条件になる。

こうして、リハビリをやっていたときにはおぼろげだった、「健常者向けの内部モデル」と「等身大の内部モデル」の両方が、介助者を前提とした一人暮らしを通して明確になっていった。

介助者にも三センチの段差が見えてくる

慣れた介助者とは身体同士の協応構造が完成されてくる。それによって街を歩いているときに、街のどこに視線を送るかが私と似通ってくる。

たとえば多くの人は、三センチの段差があっても無意識のうちに足の運びを微調整してまたぐことができるから、その段差にまなざしを注ぐことはしないだろう。このことは、段差と身体とのあいだに完成された協応構造があるため、段差が身体の一部のようになっているとも言い換えられる。

ところが私の場合は、街で三センチの段差に出くわすたびに、車いすの入射角度や勢いなどを微調整する必要に迫られる。それは、私の身体と外界とのあいだに生じた隙間だ。段差をうまく乗り越えられないと判断したら、介助者に頼んで持ち上げてもらわなくてはならない。

そのような経験を繰り返し共有しているうちにやがて、介助者もどのような段差にはどのような補助が必要かをわかってくる。こうして介助者は私との協応構造を介して、多くの人が見過ごしている段差を、意識の中で前景化させるようになっていく。すなわち、他人とのあいだに協応構造を作り上げることによって私の運動が可能になるだけではなく、世界に注ぐまなざしもそろってくるのである。

このようにして互いに規範の多重性を持ち合うことは、自分とは異なる身体的条件をもった他者との関係が、一方的に規範を押し付ける同化的な《加害／被害関係》に陥らないために必須のものだと言えるだろう。私固有の運動規範は、多数派の運動規範を前提条件としている。それと同じように、多数派の運動規範も私固有の運動規範を前提として歩み寄ってくれなければ、再び私はリハビリ的な同化圧力にさらされてしまうのである。

規範の多重性を持ち合うことによって、世界に注ぐまなざしをより複眼的にしつつ他者とそろえていくのは、決して二者のあいだにある身体的な差異を抹消するような融和ではない。差異を差異として認識しつつ、同一の対象に注ぐまなざしを複眼的にしていくような作業だ。それは、差異を持った人間が同じ世界に住むことによって、世界の意味がますます芳醇に分節化していくプロセスだとも言えるだろう。

こんなに動けたっけ⁉

《ほどきつつ拾い合う関係》の効能は、「私の動き」を手に入れることだけではないように思う。私の身体運動自体も、よりしなやかに、ダイナミックになった気がするのだ。

たとえば二年目の職場ではしばしば、

「あれ、俺ってこんなに動けたっけ⁉」

と、ふと我に返ることが間々あった。気がつくと、前はできないと思い込んでいたような運動をしている自分がいるのである。たとえば救急車で痙攣の患者さんが運ばれたときに、中腰で数秒立ち上がっている自分に気づいたり、注射器や聴診器を手早く操作している自分にふと気づいたりするのだ。

《ほどきつつ拾い合う関係》においては、《まなざし／まなざされる関係》に比べると、自分の動きを逐一モニターするような自意識がそれほど高まっていないから、なんとなくいつの間にかいろんなことができるようになっている自分というものを、リアルタイムではなく、後から気づくことになる。

ただ残念なことに、いったん気づいてしまうと《まなざし／まなざされる関係》に絡みとられてしまい、また動きがぎこちなくなってしまうのであるが。

私を動かす「鏡としての他者」

もちろんこのような「リハ効果」は、客観的なデータがあるわけではない。実際、周囲との「拾い、拾われる関係」が成立してくると、多かれ少なかれ、自分の「動けている感」は過大評価されるものだ。

例として、次頁の写真を見てほしい（図6）。この写真における私のジェスチャーは、何を意味しているかおわかりだろうか。実はこのジェスチャーをしているとき、私の中では、下の図のように「なんのこと？」という風情で肩をすくめている気になっている（図7）。

外部から見ると似ても似つかぬジェスチャーだが、私と長くつきあっている友人などは、この対応をマスターしているために、私のジェスチャーを拾えてしまうのだ。そしてそんな友人の証言によると、図6のようなジェスチャーが、だんだんと図7のように見えてくるのだそうだ。

一日のうち、鏡で自分を見ているほんの一瞬を除けば、私は私の動きを、周囲の応答を手がかりにしながらモニターしている。つまり、世界の応答が鏡として機能しているのだ。だから、私の動きを拾ってくれる友人に囲まれているときというのは、私自身も自分が実際に図7のような動きをしているイメージを持つようになる。

これが「拾い、拾われる関係」の真骨頂である。この関係に身を置いているとき、私は自信を持って、図6のような表出をすることが可能になる。そしてそれは必ずしも、好ましくないことだとは言えない。実際そのような錯覚が、イメージを介して私の運動を図7に近づけていくという可能性も科学的には否定できないし、もし客観的な効果がないとしても、イメージの中の身体は確実に動けるようになっているのである。客観的に動けているかどうかは、まあ二の次と言っていいだろう。

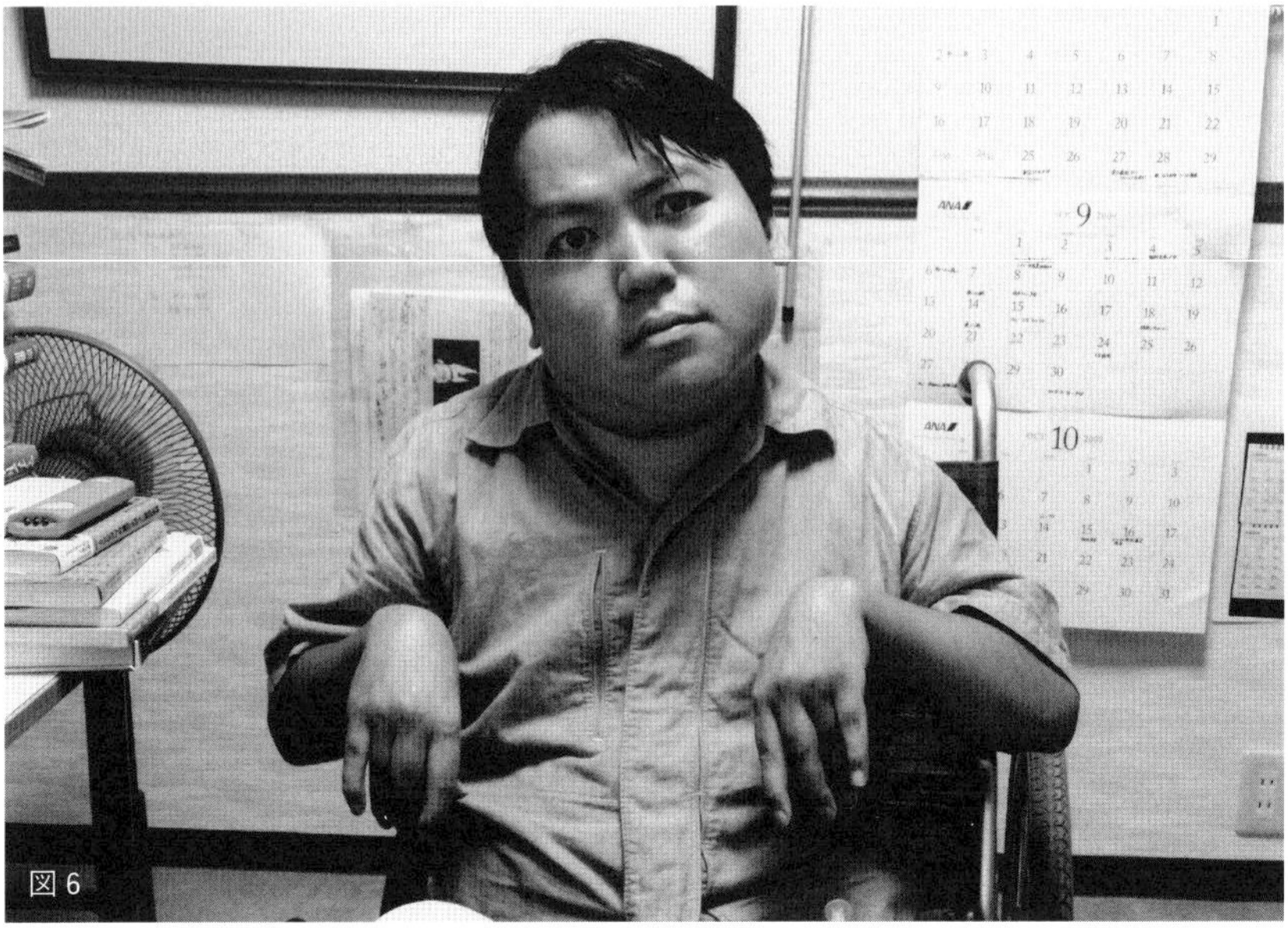

図6

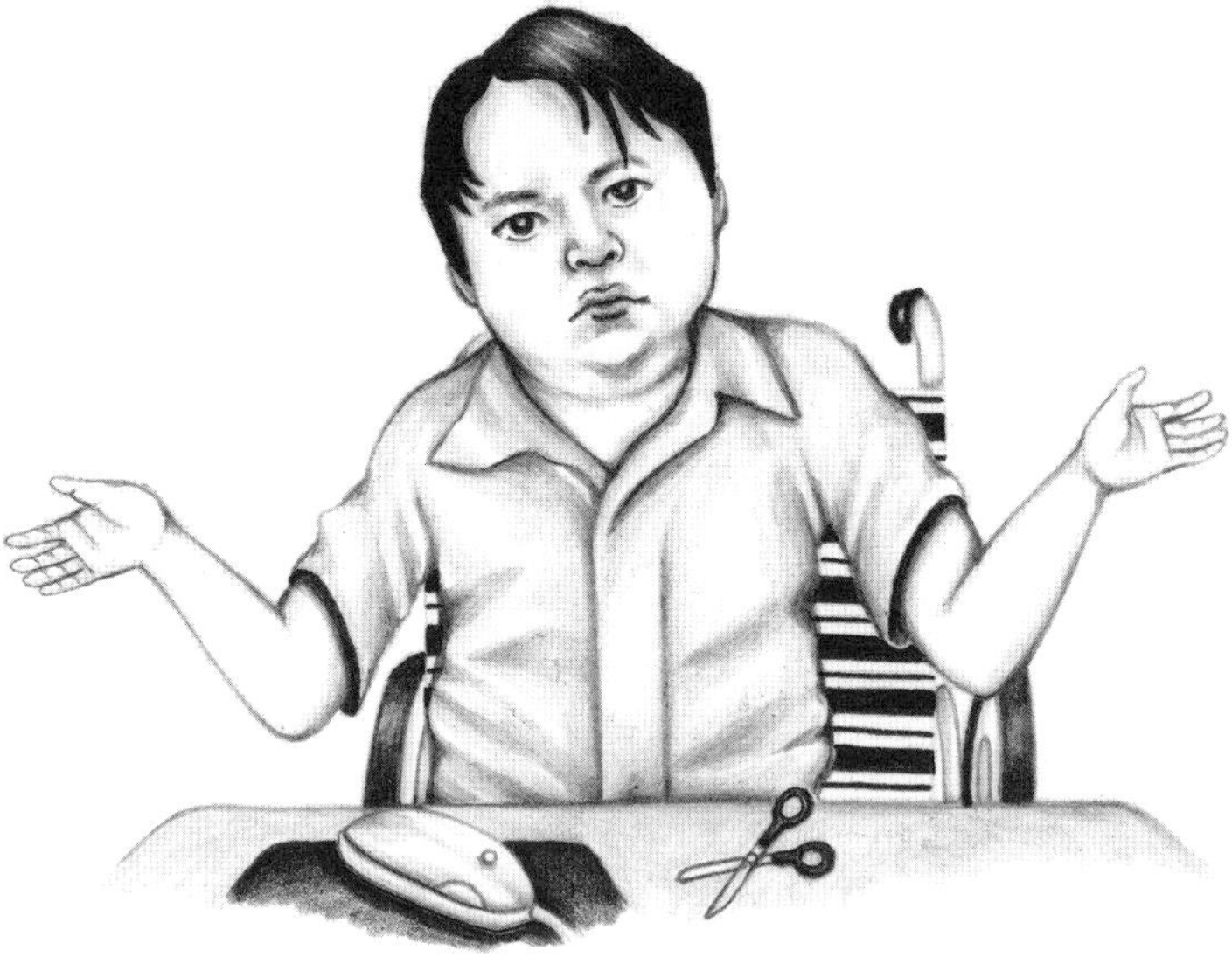

図7

5
助け合いから暴力へ

苛立つ二人

ここまで私は、外部に目標を持ちつつ他人と協力し合う行為の大切さについて述べてきた。しかし同時にそれは、「相手が目標のとおりに動いてくれないときに苛立つ」という危険性をはらんだ関係でもある。

相手が目標の通りに動いてくれないと感じるときは、二者間の協応構造がうまく回らなくなっており、それまで一体化されていた相手の体とのあいだに隙間が生じ、互いの運動が問題化されている。

ここでお互い歩み寄るように協応構造を結びなおせばまだよいのだが、一方的に相手の動きを問題化したならば、それは、協応構造が成立しないまま相手の動きを自分の動きに合わせるように同化的にコントロールしようとしているということであり、すなわち、運動規範をめぐって《まなざし／まなざされる関係》の要素が入り込んだ関係と言える。だからその関係は、容易に《加害／被害関係》へと転じる契機を内在している。

そして、二者間の協応構造が外れた際にどちら側がどちら側に同化を迫るのか、というところに、二者関係の背後にある非対称な権力構造が現出しているのだ。これはそのまま、どちらが加害者でどちらが被害者かを決定する動因でもある。

権力構造が《加害／被害関係》を決める

たとえば、二年目の私がうまくいったのは、忙しい病院特有の「融和的なまなざし」のおかげだけではなく、二年目の病院における研修医に与えられた地位が前の病院と比べて高いことも、「私の動きに周囲のスタッフが合わせる」という結果をもたらした理由の一つだと言える。つまり、リハビリのときとは逆転した権力関係の存在も、大いに影響しているのである。

同じことは、介助／被介助の関係についても言え、私には介助者の動きにどうしてもイライラとしてしまうことがある。いい人なのだが、どうも体があわない、協応構造がうまく取り結べない、という感覚だ。トイレまで運んでもらうにしても、ベッドから起こしてもらうにしても、「あ〜、そこをそんなふうに持っちゃうのかぁ〜」「あ〜、ちょっと痛いなあ、いい人なんだけど……」となる。いい人だから何とか協応構造を取り結ぶために「ここ、もう少しこんなふうにやってくれますか」などと穏やかに言ってみるのだが、相手は一生懸命で真面目な人だからますます自己意識が高まって焦り、うまくいかない。そうこうしているうちにやがて、相手の一挙手一投足までが気に食わなくなってくる。まるでこちらがトレイナーで、相手がかつての私＝トレイニーのようだ。

もちろん、介助／被介助の関係は、関係から「降りられる介助者」と「降りられない被介助者」という点で、また「サービス「提供者」と「利用者」という点で、決して対等ではない。だから、介助者の動きを被介助者がコントロールする権力関係というのは、ある程度認められてしかるべきだろう。しかし、《加害／被害関係》に陥るくらいだったら、関係を無理に継続しないほうがいい。

それとは逆に、介助者のほうが権力を持つ場合もある。たとえば家族内で介助をしてもらっていたころには、トイレに行きたいときや水を飲みたいときに、親の顔色やタイミングをうかがって待つことも多かった。親は私のケア以外にも、日常の雑事を抱えており忙しい。だから待つ。待つことが当たり前の日常だから、ぎりぎりまで我慢するという癖がつく。待っているあいだ、私は、便意や喉の渇きといった生理的欲求と長時間向き合い、もう少し待ってくれと交渉したり、放っておいたらどんなふうになるかなと他人事のように観察したりする。つまりここでは、私のほうが介助者である親のペースに合わせているのである。

隙間は埋めなければならないのか？

このように、目標というものを前にして二者関係というのは、《ほどきつつ拾い合う関係》、《まなざし／まなざされる関係》、そして《加害／被害関係》のあいだを不安定に推移しうる。

チームワークが《加害／被害関係》に陥らずにすむために、一つには、先ほど述べたような権力構造への自覚が必要だろう。そしてもう一つ、協応構造から外れたときに立ち現れる隙間を、あるいは思い通りにならない他者性を、早急になくすべきものとしてばかり捉えるのではなく、そこにお互いにとってよりよい何かを新たに築くための可能性を見出すような、ゆったりとした構えも欠かせないであろう。

本章で協応構造の大切さを述べていながら、最後になって協応構造が外れたときに現れる隙間を大切にすべきだという主張は、矛盾していると思われるかもしれない。しかしこの二つは、密接に関わりあっている。次章では二つのうちの後者、すなわち隙間について考えようと思う。

コラム

地面との《ほどきつつ拾い合う関係》

静歩行から動歩行へ

歩行という健常者にはありふれた運動の学習一つとってみても、地面の起伏には無限のバリエーションがある。あらゆるバリエーションをあらかじめ内部モデルに作り込んでおき、予測的に歩行運動を制御するというのは現実的ではない。だから、そのつど地面との交渉によって即席の運動を立ち上げる「教師なし学習」の系列は、健常者においても常に無意識に行われている。

ロボット学者の岡田は、「二足歩行ロボットの研究では、「静歩行」から「動歩行」へのシフトが一つのターニングポイントになった」と述べる。岡田は二つの歩行の違いについて、「静歩行とは、その重心を常に身体を支持する足底の範囲に保持しながらの歩行であり、その重心移動を確認し静的なバランスを保ちながら、他方の足を前に進めることをする。いっぽう動歩行では自ら静的なバランスを崩して倒れ込む。倒れ込みながらも、その大地から受ける抗力を使って、動的なバランスを維持する」と説明する。

「委ね」と「支え」で人は歩いている

岡田は動歩行について、「自分の身体の繰り出す行為なのに、自分の中でその意味や役割を完結した形で与えられない。その行為に対して必ずしも最後まで自分で責任をもてない」という特徴を挙げ、これを「行為の意味の不定さ indeterminacy」と呼んでいる。私たち人間の身体はこの不定さを前にして、「行為の意味や価値を見いだすために、その意味や価値をいったんは環境に委ねる」ことをするという。この思い切って何かに自分の行為をゆだねてしまおうという、投機的ともいえる身体の振る舞いを岡田はentrusting behavior（＝ゆだねる振る舞い：熊谷注）と呼び、いっぽう地面やモノなどがそうした投機的な行為を支え、意味や役割を与える役割をgrounding（＝支え、受け止め：熊谷注）と呼んでいる。そして「何気ない行為では、この「ゆだねる」「支える」という二つの振る舞いがいつもぴったりとくっついている」のである。これは本書でいう、《ほどきつつ拾い合う関係》に相当する概念と言えるだろう。

　どんな運動でも、内部モデルを指針とする「教師あり学習」の側面と、その場その場で環境との《ほどきつつ拾い合う関係》に委ねる「教師なし学習」の側面の、両方から成り立っている。それなのに、なぜリハビリテーションの現場においてはおもに「教師あり学習」のみが強調されたのかという、シンプルな疑問が立ち上がる。

岡田美智男［2008］「人とロボットとの相互行為とコミュニケーションにおける身体性」『現代思想』三六巻一六号

第六章 隙間に「自由」が宿る

——もうひとつの発達論

前章で詳しく見てきたとおり、私は手探りの交渉を通して、周囲にあるさまざまなモノや人とのあいだに協応構造をつむぎあげていった。協応構造というのは、私の体の動きを拾って人やモノが応答するときの、その応答パターンのことである。私は、そのような応答パターンを外界とのあいだに作り上げることによって、これから繰り出す私の動きが外界に対してどのような変化をもたらすかということを予期しながら、自らの運動を行うことができるようになった。

私の運動を起点にして、外界が予想通りに変化していく。私はこのとき初めて「私の動き」と呼べるものを手にしたのである。それは、「自由」と名付けてもいいような、広く遠くへ体が開かれて軽やかになるような体験だった。

運動における自由というのは、「健常な動き」というものを習得することによって得られるものではない。また、外界から介入されることなく自分の好きなように動けるという状況でもない。それは外界と協応構造を取り結びながら、外界の応答に関する予期を先行させつつ自分の動きを繰り出せる状態のことである。[★22]

仮に、いくら周囲から邪魔をされずに「健常な動き」に近いやり方で動くことができるとしても、自分の動きが外界に対して何をもたらすのかについてまったく予期できないような状況では、それは自由とは呼べないだろう。

しかしよく考えてみると、「運動における自由が、周囲にあるモノや人との協応構造によって可能になる」という事態は、逆説的だとも言える。なぜなら協応構造というのは、私と周囲とのあいだにある、互いに相手の動きを拘束し合うような関係、言ってみれば「しがらみ」のようなものでもあるからだ。

「しがらみ」がしばしば不自由を生み出すものだということは、多くの人が経験的に同意するところだろう。つまり協応構造というものは自由の条件であると同時に、もしも隙間やあそびをなくして硬直化すれば、かえって不自由をもたらすこともあるのだ。[★23] 前章の最後でも述べたように、隙間のない協応構造でつながった関係がしばしば、他者に無理や不自由を押し付けるような《加害／被害関係》に転じるという現実は、協応構造というものが、自由と不自由の両極を揺れ動くということを示唆している。


最終章では、協応構造に隙間が残ることの希望について述べようと思う。

私たちは、どんなに隙間なく協応構造を立ち上げようとしたところで、その協応構造に従わないモノや人に直面することを避けることはできない。予期を裏切るそんな他者たちは、硬直しかかった協応構造に何度も隙間を空けてくれる。そのような他者の存在によって協応構造は、ほどけと結びなおしを繰り返し続ける。そして私には、この協応構造のほどけと結びなおしの反復こそが、生の現実に思えてならないのである。

1 両生類と爬虫類の中間くらい？

トカゲやイモリは不自由か？

十八歳くらいのときだったか、とある専門家に私の運動機能を見立ててもらったことがあった。私は絨毯の上に置かれ、指示に従ってもぞもぞと動いた。しばらく観察した後、彼は言った。

「君の運動発達は、そうだな、両生類と爬虫類の中間くらいかな」

面白い冗談を言う人だなあと思った。じゃあ私は、これから何万年もかけてリハビリをして、進化の過程をたどった末に、ようやく人間になれるということだろうか。そう思ったらなんだか可笑しくなった。

しかし少したってから、「待てよ」と思った。トカゲもイモリも、すでに確固とした彼らなりの動きを持っていて、外部環境と強固に協応構造を保っているではないか。特に彼らの生活が不自由そうには見えない。

それに比べて私の体は、周囲との協応構造を取り結ぶのに困難をきたしている。私の動きを単体としてみたときには、両生類や爬虫類の動きと似ている部分があるのかもしれないけれど、環境との協応構造があるかないか、確立した運動を持っているかどうかという面で見たら、私よりも彼らのほうが、ずっと適応がよいのである。

不適応こそが人間の強みである

しかしこの、環境への適応の悪さ、言い換えると身体外協応構造が確定しにくいという特徴は、逆に言えば、周囲とどのような関係を取り結べるかの選択自由度が高いともみなしうる。そして、この協応構造の自由度こそが、人間に特徴的なものの一つだと言われている。

たしかに人間は、他の多くの生き物と違って外界に対して不適応な状態で生まれ落ちる。生まれてすぐに寝返りを打ち、数時間のうちに自立歩行ができるようになる仔馬は、世界との協応構造を迅速に取り結べるが、人間はそうはいかないのである。

しかしこの不適応期間があるからこそ人間は、世界との関係の取り結び方や、動きのレパートリーを多様に分化させることができたとも言える。その関係の多様性は、馬とは比べ物にならないほど大きい。無力さや不適応こそが、人間の最大の強みでもあるのだ。

人類の歴史も、個人の発達も、他の動物に比べて多様性と変化速度が大きい背景には、この「自由度の大きさ」という特性があるのだそうだ。

身体外協応構造だけではない。人間は身体内協応構造についても、隙間が生じやすい。たとえば、空腹感や便意といったいわゆる生理的欲求と呼ばれるものは、「このままだと体が維持できませんよ」というメッセージだ。それは私の身体内部に生じた恒常性の乱れ、言いかえるなら身体内協応構造の中に生じた隙間を私が感受したときの主観的な体験である。そしてまた生理的欲求は、空いた隙間を修復するための何らかの行動を突き動かす内的動因とも言えるものだろう。

便意について考えてみると、トイレトレーニングを始める前の赤ん坊の場合、排便は「したくなったらいつでもどこでもする」ことになっている。便意という形で立ち現れた身体内協応構造の隙間は、その場ですぐに排泄行動によって消失するため、便意と向き合う時間は少ない。

やがて成長するに従って排泄のルールを学び、「したくなったらいつでもどこでもする」わけにはいかなくなり、隙間が空いたままの期間が長くなる。そのため、便意という自らの生理的欲求と向き合い、それを明示的に認識する機会、いわば「おあずけ期間」が生まれる。つまり、「トイレ以外の場所では排泄を行いません」という排泄ルールの形で規範（身体外協応構造）ができあがるにつれて、身体内協応構造の隙間（生理的欲求）に向き合うことになるのである。

自分の生理的欲求に突き動かされて行動するだけではなく、行動を保留にしながら自分の生理的欲求と向き合うことも、人間の特性の一つかもしれない。

「つながれなさ」はつながりの契機

身体内協応構造にしろ、身体外協応構造にしろ、そこに空いた隙間は、つながろうとしてもなお残る、つながれなさのことである。この隙間は、私と人のあいだにも、私とモノとのあいだにも、私と私の身体とのあいだにもある。

しかし、人間はこのつながれなさを持っているからこそ、その隙間を埋めるように、他の人とつながるための言葉をつむぐのだし、外界にあるモノや自己身体との対話や手探りを通して、対象のイメージを繊細に分節化していくのである。もしも人間につながれなさがないならば、言葉もイメージも必要なくなってしまうだろう。私の意識に捉えられる世界や自己の表象というのは、協応構造にできたそんな隙間に生み落とされると言ってもいいかもしれない。

このように考えると、世界と身体とのあいだであれ、身体の内部同士であれ、協応構造が取り結ばれていないという状態は、必ずしも未発達とか不適応といった消極的な意味合いにとどまらないことがわかる。できるようになっていくことや、より適応していくことだけを「発達」とみなす従来の考え方には、どこか重大な落とし穴があるような気がしてならない。

2 便意という他者

身体内外からの動きが下腹部で衝突する

協応構造の隙間について考えるうえで、最初に述べようと思うのは、便意についてである。便意とか食欲とか、いわゆる生理的欲求と呼ばれるものは、私の運動を引き起こす身体内部からの動因として重要なものだ。実際、一人暮らしをはじめたばかりの私を最初に動かしたのは、便意だった。

身体を構成するさまざまなパーツは、各々ばらばらに動いているわけではない。あるパーツの動きを他のパーツが拾って応答し、その応答をさらに別のパーツが拾うといった、動きや情報の流れがある。この流れが、身体内協応構造を形作る。

身体内協応構造が順調に流れているときには、私は特にその流れを意識することはない。しかしその流れに、衝突やよどみや隙間が生じると、私の意識はそちらのほうへ向く。便意というのも、そういった流れの隙間を私の意識が感受したものだと言える。すなわち、腸の蠕動運動は身体内協応構造の流れから来る運動だが、排泄を保留するために肛門を閉めるという運動は、身体外協応構造（社会規範）の流れから来る運動で、その二つが私の下腹部で互いに衝突することによって生じる。それが便意なのだ。

そしてその二つの流れが衝突する場所に空いた隙間において、便意と私とのあいだで対話や交渉が行われることになる。私の場合は、他の多くの人間と比べても、よりいっそう隙間を埋めにくいため、この便意との関係も複雑に分化しているようだ。その様子について述べることにしよう。

私が失禁しないための条件

多数派の規範を刷り込んでいくプロセスのうち、人生のかなり最初のほうに位置づけられるものの一つに「トイレトレーニング」がある。私の場合、トイレトレーニングの刷り込みについても、三十二歳現在いまだ完了していない。

「トイレ以外の場所で排泄する」という運動は通常「失禁」と呼ばれ、多くの場合は、誰にも（便器にも）拾われることなく空を切る運動と言えるだろう。普通、排泄という規範化された運動は、腸の蠕動運動から始まって、それを便意として感受しながら引き続きトイレまで歩くという運動をし、トイレのドアを開けるという運動、ズボンや下着を脱ぐという運動、便座に腰掛けるという運動、そして目標であった排泄運動によっていちおう終結する、一連の運動連結パターンである。

しかし私の場合、特に私の体と協応構造を取り結んでいるアパート以外の場所では、この排泄規範から脱線しないためにいろいろと厳しい条件が必要になる。

たとえばトイレのある場所まで移動するのは、私の場合歩きではなく車いすだから、トイレまで至る行程に段差がないという条件が必要だ。ドアを開けるのも通常困難なので、自動ドアである必要がある。はいているものを脱いで便器に腰掛けるという運動については、便意の大きさがある程度以下で、体のコンディションがよくて、手すりの位置や便座の高さなどがちょうどよければ一人でできる可能性もあるけれど、基本的には手伝ってくれる人手＝排泄介助者の存在が不可欠である。つまり、「採血」

の例と同じように、腸の運動や私の運動を受け止めてくれるような、人やモノとの特殊な身体外協応構造がなければ、排泄運動は可能にならないのである。

まずは人を探し、便意を無視してみる

しかし、身体外協応構造が可能になるような、これら排泄介助者や使いやすいトイレといった条件がすべてそろうという可能性は、非常に低い。特に私の場合は二四時間介助者がついているわけではないので、街の中などで急に便意に襲われ、通行人などに声をかけて手伝ってもらうという局面も生じる。

これまでの経験から、「あの、すみません」と言って相手の目をじっと見たときに、その人の姿勢がどのように変わるかをみれば、おおよそこの人は手伝ってくれるか否かを推測できる。手が前方に出て腰をかがめ、「どうしました?」という風情で一歩私のほうに身を乗り出してくる感じの人はうまくいくことが多い。逆に、手が動かなくて視線も合いにくく、距離を保たれている感じのときにはうまくいかない。

これは、「融和的なまなざし」があるかないかを見抜くポイントと言い換えることもできるだろう。しかし見抜けたからといって、いつでも手伝ってくれる人を見つけられるわけではない。だからどうしても私の場合、排泄運動というのは脱線しやすく、多くの人と比べると失禁に至る可能性が相対的に高くなってしまう。

それゆえ私は、腸の蠕動運動や便意というものを感受すると、まずほとんど反射的にそれを押さえ込もうとする習慣を持ってしまっている。いったん排泄運動に私自身がゴーサインを出してしまうと、後ろ盾を得た腸が「待ってました」とばかりに蠕動運動を強め、間に合わずに失禁してしまうことを知っ

ているからだ。それに、「排泄をする」という目標を持ってしまうと、焦りによって身体が硬くなり、ふだんだったらできるような運動すらもできなくなってしまい、便座に座るまでの運動がしにくくなるということも生じる。

そういう理由で私は、腸の蠕動運動や便意を無視し、「排泄をする」という目標意識をぎりぎりまで持たないでいられるように、別のことに意識を散らしていなくてはならないのだ。

さりげなく交渉に入る

便意というのは、時と場所を選ばずに突然やってくる。それは、食事をしているときかもしれないし、映画を見ているときかもしれないし、仕事をしているときかもしれない。

はじめ便意は、後ろからフランクに肩をたたくように、慇懃無礼に私に「よお」と声をかけてくる。私は、古くから知る地元の不良に声をかけられたときのように内心びくりとして怯えるのだが、それを奴《やつ》（便意）に悟られたら猛攻撃に転じることを知っているので、気づかないふりをして、そのときやっていることを続ける。

奴はいったん引き下がり私は束の間ほっとするのだが、またしばらくしてから、今度は先ほどよりも強い調子で「よお、聞こえてる？」とばかりに絡んでくる。

絡まれては無視をして引き下がる、というサイクルを何度か繰り返しているうちに、便意の頻度と強度は増していき、そのうち無視が通らなくなってくる。そうしたら私はいったんやっていることを中断して振り返り、初めて奴のほうを向く。そして背中にじっとり汗をかきながら、穏やかな説得にかかる。

「今朝トイレにはちゃんと行ったはずだよ。食事もそんなにとっていないし、何かの間違いじゃないの？　もう一度確認してみたらどうかな？」

そのような説得で引き下がってくれるときもあるのだが、たいてい交渉は難航し、喧嘩腰の言い合いにエスカレートしていく。「これは勝ち目がないな」と判断したら、私は表向き奴との口論を続けながらも、横目でトイレの場所や排泄介助者の存在を確認しはじめる。ゆらゆらと体を前後左右に揺らすが、まだ奴に対して負けを認めてはいけない。なぜなら、負けはその場での排泄＝失禁を意味するからだ。

それはまるで、私と腸との協応構造がほどけて、あいだに隙間が生まれ、腸という私とは別の人格が現れたかのようだ。

腸との対面交渉へ

このように腸は、私を邪魔するように挿入的に便意という自己主張をしてくるので、私は協応構造を回復するために彼との交渉をすることになる。介助者と使いやすいトイレがそろっており、腸とのあいだにスムーズな協応構造が成り立っているならば、交渉の必要はない。バケツリレーのように腸の運動がそれに引き続く全身の排泄運動に連結する。しかし協応構造に隙間があくと、そこでくるりと百八十度向きを変えて、腸と私のあいだに対面交渉が始まる。多くの人よりも腸との交渉経験が豊かな私は、「私が焦ると調子づく」とか「無視すると引き下がる」とか、腸がさまざまな態度に出ることを知っており、便意というひとまとまりの総称では語りきれない、細かな感覚の分化をしていくことになる。

その悲喜こもごもは、傍目からみると理解しにくいものだろう。友人の証言によると、奴との交渉をしているときの私は、人から話しかけられてもまともな返事ができず、心ここにあらずの状態で、ときどき訳のわからない独り言をぶつぶつ言っているらしい。

失禁という快楽……

便意という他者に襲われ、交渉しているときの私の身体は、失禁してしまうかもしれないという緊張のあまり硬直している。その過剰な身体内協応構造は、介助者やトイレとの関わり合いを難しくする。その結果、最悪「失禁」という事態に陥ることになる。

失禁は、焦燥や不安が、悲しみや恥辱へ、ゆるゆると溶けていく過程だ。それは同時に、腹痛という生理的な苦痛からの解放でもある。直前まで硬くこわばっていた身体も、折りたたみナイフ現象のときと同じようにゆっくりとほどけていき、ぐにゃりとやわらかい、重ったるいような体へと変容していく。そしてこの緊張から弛緩への移行は、屈辱と同時に一抹の恍惚を伴うものだ。

折りたたみナイフ現象の快楽は、「ストレッチの施術者」という他者に対して体を開いていき、徐々にその他者の身体に我が身をあずけていく過程であった。それと同じ構図が失禁にも見られる。失禁における恍惚というのは、先ほどまで敵対関係にあった「腸」という他者に屈し、身をあずけていく過程であり、いわば「腸」との和解、あるいは、隙間が薄らいで「腸」との協応構造を回復し、また一つの身体に戻っていくプロセスだ。

しかし失禁には別の側面もある。それは外界からはぐれる体験でもあるのだ。なぜなら失禁をしたことによって私の身体は、もはやトイレとも、トイレを手伝ってくれる介助者とも、公共施設とも、友人とも関わりあいを持てずに宙に浮く、「穢《けが》れた身体」になってしまったからである。

失禁した状態でそれらのモノや人にうっかり触れたら、相手をも穢してしまうことになるから、私は手も足も出せなくなる。つまり失禁とは、腸との協応構造の回復体験であると同時に、他の多くのモノや人とのあいだに成立していた身体外協応構造にぽっかり隙間があく体験でもあると言えるだろう。

失禁した私から見える世界は、その多くが、私とは関わりを持たずに動く映画のようだ。街行く通行人、楽しげな街角、忙しい喧騒は、私からは遠く、スクリーンを隔てた一枚向こう側に見える。そのかわり、これまではあまりに当たり前すぎて協応構造でつながっていることすら無自覚だった地面や空気や太陽は、くっきりとまぶしくその姿をあらわし、私の体はそちらへと開かれていく。彼らは失禁しようがしまいが相変わらず、私を下から支え、息をすることを許し、上から照らす。

活気あふれる人の群れから離れていく疎外感や、排泄規範から脱線してしまった敗北感と同時に、力強くそこに存在し続ける地面や空気や太陽や内臓へと開かれていく開放感の混合。

失禁には退廃的ともいえる恍惚がある。★24

とまどう失禁介助者をエスコートする

本章のはじめに、失禁とは誰にも（便器にも）受け止められることなく空を切る運動であると述べた。しかし、もしここで失禁という運動を受け止めてくれる人やモノが、排泄物によって穢れた私の身体を再びキレイにするという目標のもとに動いてくれさえすれば、失禁は空を切る運動ではなくなる。このとき、失禁によって世界とのあいだに空いてしまった隙間は、新たな関係を立ち上げる余白になるのである。

失禁によって、人やモノとのつながりを失ってしまった私の身体が、再びそのつながりを回復するためには、失禁という私の運動を起点にして開始される、「清拭」運動が必要になる。そして私の場合、トイレで排泄するときに「排泄介助者」が必要だったのと同様、清拭に関しても自分一人でリカバリーすることができないから、「失禁介助者」が必要になる。

しかし、他人の裸体を見て、汚物に触れることを余儀なくされるこの失禁介助者は、排泄介助者以上にいろいろな意味で困難な状況におかれることになる。鼻をつくにおいは生理的な不快感をもよおすだろうし、汚物から何かが感染しないだろうかという衛生的な忌避感も生じるに違いない。また、他人のプライバシーに深く踏み込んでしまうことについてのためらいもあるだろう。排泄に関する規範を踏み外してしまった相手を責める気持ちと、困っている人を助けなくてはならないという倫理感のあいだで、高葛藤状況にも置かれる。

私はこれまで不特定多数の人に失禁の後始末をお願いしてきたから、そのような失禁介助者の複雑な思いを、文字通り肌で感じてきた。基本的には排泄介助者のときと比べると、互いの身体の接触部分をなるべく減らしたいという暗黙の了解事項を共有しているせいか、介助者と被介助者のあいだにある距離はより大きく、身体接触は面というよりも点で触れられるように感じる。

多くの場合、点で触れ合う二つの身体というのは、互いに情報やエネルギーを交換し合うことが難しく、身体外協応構造を取り結ぶことが困難になる。身体外協応構造に開かれていない身体は、身体内に硬く閉じて硬直してしまうため、ますます運動はぎこちなくなる。だから私は、緊張している素人をダンスに誘うプロダンサーのように、優しく介助者をエスコートしなくてはならない。

誘い、一体となり、世界とつながる

まず、怯える介助者の一挙手一投足をよくみて、ブレイクダンスのときのようにその動きを想像的に自らに取り込む。介助者の怯えを追体験するのだ。私自身、過剰な身体内協応構造によって体が硬くこわばってしまう状況をよく知っているから、このときの介助者の怯えや、それによって身動きがとれなくなっている状況は、よく伝わってくる。

このように硬くなってしまった身体は、介助者自身の「えいやっ」という一念発起ではなく、ちょうど折りたたみナイフ現象と同じように、ある程度強引に、受動的に、他者によって開かれるものだ。むしろ介助者が自らの怯えを、一念発起で「えいやっ」と乗り越えてしまうことのほうが、私の立場からすると危ない。みさかいなく動きはじめ、私の身体の情報を拾わずにぐいぐいと責めてくる介助は、無防備に身体をさらけ出さざるを得ない私にとって、とても乱暴で、痛く、怖い。たとえそれが一般的にいう「善意」のようなものに突き動かされていたとしても、である。

怯えは怯えのまま待っていてほしい。そしたら私は、彼を誘う。脱がせる順番を指示する。言葉でどこをどのように触るべきか指示する。接触が点ではなく面になるようなイメージで、彼の怯える身体になじむように、私は私のフォルムを変える。感じ合わなければ、介助は危ないからである。

汚物が洗い流されるにつれて、失禁介助者の警戒心は徐々に薄れていき、硬く緊張していた彼の身体には柔らかなあそびが生まれてくる。そうして、徐々に二つの身体のあいだに協応構造が立ち上がり、介助関係はスムーズなものになっていく。

狭い浴室で互いに声を掛け合うこともなく、シャワーの雫《しずく》の音と、白い湯気と、石鹸の甘いにおいにただ包まれる。反復的な動作で介助者の手が私の体を洗う姿を見て、その洗う音を聞いていると、段々とその手が誰の手だかわからなくなってくる。介助者のほうも、いま自分が誰の体を洗っているか、誰の意思で洗っているかがわからなくなることもあるらしい。

失禁によって穢れ、多くのモノや人とのつながりを失ってしまっていた私の身体は、まずこのように、失禁介助者とのつながりを取り結ぶことになる。そして、失禁介助者とのつながりを通してきれいになった私の身体は、再び多くのモノや人とのつながりを回復するに至るのである。

「なんとかなるさ」の自由

一人暮らしをはじめた当初、まだ失禁介助者との関わりに慣れていなかったころの私の生活は、便意によってかなり振り回されていた。外出するときは、いつも便意のことを気にかけながら使いやすいトイレのある場所を選ぶし、洋服を買うときもトイレで脱ぎやすいものを選ぶ。失禁に対する怯えが、いつも私の行動選択に制限を加えていた。

そんな私にとって、失禁介助者との関わりに慣れることによって得られた、親以外の他人に失禁介助をしてもらえるという実感は、生活に飛躍的な自由をもたらした。失禁しても何とかなるという見通しは、私の生活にどっしりと根を下ろすような安定をもたらし、便意の機嫌を伺うことなく、好きなものを食べ、好きな場所に行けるようになった。

以前は便意との密室的な関係の中で、いつも相手の顔色をうかがって怯えていたのだが、その煮詰まった密室に失禁介助者という社会の風が吹き込むようになって、便意と私との関係はそれほど緊迫感のないものになっていき、便意との交渉における私の立場は前よりも強くなった。そしてその結果、失禁の頻度も減ったのである。

排泄規範に限らずあらゆる規範というものは、「あってはならない」運動・行動の領域を設定する。しかし私の経験を通して言えることは、失禁を「あってはならないもの」とみなしているうちは、いつ攻撃してくるかわからない便意との密室的関係に怯え続けなくてはならない、ということだ。むしろ失禁を「いつでも誰にでも起こりうるもの」と捉えて、失禁してもなんとかなるという見通しを周囲の人々と共有することによって、初めて便意との密室的な緊迫感から解放されるのである。

規範を共有することだけでなく、同時に「私たちは、気をつけていても規範を踏み外すことがあるね」という隙間の領域を共有することが、一人ひとりに自由をもたらすと言えるだろう。★25

3 身体に救われる

身体が姿をあらわすとき

意識が私の身体内部に向くきっかけは、便意が出現したときだけではない。ときどき起こる車いすからの転倒も、私と外界とのあいだにぽっかりと隙間を生じさせ、私の意識は否応なしに自分の身体へと向くことになる。

たとえばもしも転倒した場所が、狭くて薄暗いトイレの中だったとしたら――。

私の体は便器と壁とのあいだにぱっくりと口を開けた細い亀裂の中にはまり込んで身動きがとれなくなり、指先の震えぐらいしか運動として表出できなくなるだろう。そしてその震えは周囲の何ものにも拾われることなく無意味に空を切ることになる。

このような状態だと、私の意識は徐々に外界から離れていき、思考や記憶の世界に入り込んでいくことになる。このようなとき私は、私が「今、ここ」にいるという感覚に自信がなくなり、自分自身が世界や身体から離れ、宙に浮いた存在になってしまったような感覚に襲われる。時間や空間の中に、私の存在を定位するのが難しくなっていくのである。

しかしこのようなときでも、私の運動を拾ってくれるモノがある。それは私自身の身体だ。唇を噛めば痛みという応答が返ってくるし、歌を歌えば音が返ってくる。考えていることを実際に声に出してもいいだろう。このような状況で、自分のほかに聞き手がいなければ、歌や思考を声に出すかどうかにはたいして違いがないように思えるし、実際声に出しているかどうかも確証がないのであるが、それでも大きい声で、はっきりと、鼓膜を揺さぶる声を出すことには意味があるような気がする。身体の外には応答してくれるものがないということになれば、身体の中に応答を見出していくほかないからだ。

このような自己刺激行動というのは、身体の内部にふだんから潜んでいる運動－応答の連関回路を、意識の表層に引っ張り出して顕在化させるようなものだ。身体内部に隙間を見出す身振りといってもいい。これによって、私はいくらか私の存在が消えうせそうになる不安を紛らわすことができる。だから眠たくなるまでの数時間、私は自己身体との対話に耽ることになる。

こうして二、三か月に一度、転倒によって外界とのつながりを失うことで、私は自分の身体としっかり向き合う機会を得る。そして、日々の生活の中で見逃していたような、自分の身体の現状について知ることもある。思いのほか肩がこっていることを感じたり、久しぶりに床を這ってみることで、這うための筋力が衰えていることに気づいたりするのである。こうして私は、ゆっくりと自分の自己像を修正することにもなる。

二次障害という難問

考えてみると、外界との協応構造がうまく流れているときというのは、意識がおもに外界に向いており、自分の体の状態を振り返ることがあまりなくなっている。しかしその結果、本人の気づかないところで身体に疲労や不調が蓄積していき、体に無理を強いていくことになる。

昨今、地域での自立生活を営んでいる私と同じような脳性まひ当事者の中から、長年生活しているうちに現れてくる身体の不調がいろいろとあるという報告が出てきている。「二次障害」と総称されるこれらの後天的な不調としては、頸椎症による手足の痺れや、股関節脱臼、疲れやすさなどさまざまなものが記載されており、私自身も思い当たるところが多々ある。脳性まひの二次障害については、その発生メカニズムや対処法などに関する研究の蓄積はいまだ十分とは言えず、これといった治療指針もないという現状である。

こうして二次障害への対応が遅れてしまいがちな理由を、専門家の怠慢のせいだけにするのは適当ではない。当事者もまた、自分の身体から発せられる悲鳴を拾い損ねて、体に無理を強いていく傾向があるのだ。

アビューズとネグレクト

私の経験から言うと、当事者が自らの体を酷使してしまうパターンには、大きく言って二種類あると思われる。一つ目は、アビューズ（誤使用）パターンだ。当事者の多くは、小さいころから「がんばること」を習慣化しており、がんばりすぎの基準が自分でもわからなくなっているのである。

私自身、特に幼いころは、周囲の健常者はできるのに自分にはできないようなことにぶつかるたび、それが障害のせいなのか、それとも自分の努力不足によるのかわからないので、ぎりぎりまで挑戦してみるということを繰り返してきた。

おそらく、健常者との差異が見えくい軽度障害者ほど、できないことの帰責先を、障害にすべきか努力不足にすべきかということについて答えの出ない逡巡に入ってしまいやすく、無理を重ねてしまうのだろう。★26 私の場合には幸か不幸か、その後成長するにしたがって健常者との差異が明白になっていき、できない理由を迷いなく障害のせいにできるようになり、がんばりすぎにブレーキをかけやすくなった。私はある時期以降、健常者との張り合いから降りたのである。

しかし私のような比較的重度の「降りた当事者」が陥りやすいのが二つ目の、ネグレクト（無視）パターンである。

降りた当事者たちは、生きる困難の原因を、自身の身体病理ではなく、社会の中に見出し、自立生活運動を展開してきた。その理念に、私は深くコミットしているし、本書もそのような考え方に貫かれている。

「問題は多数派の身体を前提にしている社会の側にあるのに、自己身体を問題化してたまるか」

という発想が、私たちの中には確固としてあるのだ。そして、リハビリでの挫折を通してはぐくまれた医療的なまなざしに対する根深い不信感もあいまって、「二次障害への対応」という名目での医療的な介入をほとんど反射的に退けてしまうのである。

このように「降りた当事者」たちも、まなざしを自己身体ではなく社会の側に向けようと意識するあまり、自らの身体を省みることを無意識に忌避してしまう可能性がある。そういった自己身体への無関心によって知らず知らずのうちに、身体の声を拾い損ねて、結果的に酷使してしまうという状況に陥るのだ。

こうした二つのパターンによって、脳性まひの身体は、専門家だけではなく当事者からも省みられることなく、酷使されることになる。自己身体への承認から出発した当事者運動が、いつのまにか自己身体の抑圧へと向かい、そもそも運動の羅針盤だった身体の悲鳴がかき消されていくという矛盾。支配者が専門家から当事者に入れ替わっただけで、相変わらず脳性まひの身体は、暴力を振るわれ続けることになるかもしれないという疑念――。

二次障害という問題が提起しているのは、そんな盲点なのである。だから私は、かつての宿敵である専門家のもとへ慎重に再接近して、「二次障害」という問題に協力して取り組んでいる一部の当事者たちを支持している。★27

私は、私の生活にたまに侵入してくる「転倒」や、それによって顕在化する身体に蓄積された疲労が、「私」でさえ領有してはならない脳性まひという身体からの、無言の抗議なのではないかと感じる。だから転倒は、「私」が等身大の「身体」と向き合って、脳性まひという身体に無理強いをしない生活を創造し続けるための、ひそやかで、最もラディカルな運動だと言えるのかもしれない。★28

4 むすんでひらいてつながって

介助者を「身体化」するとき

自己身体に無理を強《し》いないのと同じように、他者の身体に無理を強いない生活を形作るうえでも、隙間は重要な意味を持っている。隙間の重要性を考えるために、逆に、隙間なくつながって体の一部のようになったモノや人とのあいだにどのような感情体験が生じるかを見ていくことにする。

たとえば電動車いすのように、協応構造で身体の一部のようになったモノとのあいだには、独特の感情が生じる。ふだん使っている電動車いすが故障して、しばらくのあいだ、代車に乗ることになると、なんだか鬱《うつ》々としてしまって何事にも意欲が出にくくなる。ふだんは結構荒っぽく使っていたのだが、失ってはじめてそのありがたみがわかり、喪失感でしゅんとするのである。

同じように、特定の介助者との介助関係が深まっていくにつれて、また特定の介助者とともにいる時間が長くなるにつれて、その介助者がいないときの自己効力感というものは小さくなっていく。その介助者と一緒にいることが前提で生活が回りはじめると、介助者がいないときには体の一部がなくなったような自信喪失と不安に襲われるのである。一緒にいるときの安心と、一緒にいないときの不安とのギャップが大きくなりすぎると、関係は逆にぎくしゃくしてくるのだ。

今私は、パートナーと暮らしている。はじめは介助関係とパートナーとしての関係は、しっかり分けておきたくて、なるべくヘルパーさんに入ってもらい生活をまわそうと思っていたが、共同生活を営んでいる以上、どうしても介助関係だけを厳密に切り離すことはできないことを知った。

たとえば二人で外出をしたときにトイレに行きたくなれば、パートナーに頼むことになる。そこであえて通行人を呼び止めようとして失禁したら、ますます面倒なことになる。もちろん、常にもう一人の介助者に付き添ってもらうという選択肢もあるし、それもある状況下ではよい方法だとは思うのだが、現状では二人とも、二人だけの時間を落ち着いて過ごしたいというニーズを持っている。

そんな共同生活を始めて二年ほどになるのだが、最近になって、知らず知らずのうちにパートナーとの介助関係が思いのほか深まっているということに気づかされた。最近パートナーは忙しくなり、急用が入って待ち合わせに遅れるということも徐々に増えた。また、用事があって私一人が家で待つということも出てきた。

以前なら何でもなかったこのような一人の時間を、久しぶりに経験してみて気づいたのは、前よりも一人でいるときの不安や無気力感が増しているということだった。これは、いかにふだん一緒にいるときにパートナーの存在を前提にしているか、言い換えるならば相手を身体化しているかということを示唆している。

もう一度隙間をつくってみる

私はそのような現状をパートナーに伝えた。そうしたらパートナーのほうもここ最近、なんとなく私の中に「やってもらうことが当たり前」な部分が増えていることに気づき、身体化される危機感を覚えていたとのことだった。私たちは仕切りなおして、今後どのようにヘルパーさんに入ってもらうかなどについて話し合った。

このような「仕切りなおし」は、協応構造で習慣的に流れていく日常をしばし止める。そして、お互いのあいだにあいた隙間を無視せずに、隙間の中で対話することを意味する。それは、互いの現状を見つめなおし、協応構造をつむぎなおす、大切な作業であると私は思う。

同じような仕切りなおしは、モノ相手にも、自己身体相手にも必要なことだろう。ふだん私たちは、自分の所有物であると思っているモノや自己身体に対して、ついつい無理を強いてしまう。そんなモノや身体によって日々の生活を支えられているにもかかわらず、である。そうして酷使した挙句に彼らが壊れて、初めて大切さに気づくということを繰り返しているのだ。

きっと私たちはもう少し、モノや人や身体とのあいだに空いた隙間に対して敏感にならなくてはならないだろう。

隙間にかかる二つの力──凍結と解放

本章のはじめで私は、協応構造のほどけと結びなおしの反復こそが生の現実だと、述べた。そのことについて最後に「発達」という観点からまとめておこうと思う。

人間が世界や自己身体とのあいだにもつ隙間は、つながろうとしてもなお残る、つながれなさである。それはまた、つながりの中に残る不確定性、すなわちつながり方の自由度と言い換えることもできるだろう。

そういった自由度は、別の新たなつながりを生み出す源泉でもある。もしも野生動物のように、生まれ落ちた瞬間から世界や身体との固定的なつながりに絡み取られてしまうならば、つながりには変化の生じるあそびがない。そして周囲とのつながりからはぐれることは、逃げ遅れて群れからはぐれた草食動物のように、そのまま死を意味することになるだろう。

私のような少数派の身体の持ち主が生き延びられるのは、人間というものにさまざまなつながり方の可能性があるからだと言っていい。実際「健常の動き」を取り込むリハビリに失敗した私は、いったん多数派の群れからはぐれたが、その後、電動車いすや介助者、補助者とのあいだに新しいつながりを組み立てることで、つながりを回復していった。

このようなつながりの自由度を持つ人間というものには、互いに正反対の二つの力がはたらく。

一つ目の力は、自由度を凍結してつながりを確固たるものにしようとする力である。リハビリで目指された「健常な動き」も、自由度を凍結して動きや関わり方の輪郭を限定していきたいという人間の思いに応える形で発明された、規範の一種と言える。規範を求めてしまうのは、本来自由度があり変化にさらされやすいつながりを、より強固なものにして変化を減らし、安心したいという人間の本性の一つだと言えるだろう。

それとは逆に二つ目の力は、つながりの自由度をより高めようとする力である。たとえば多数派のつながり方を模倣することに行き詰まりを感じていた私が、自分オリジナルのつながり方を立ち上げるときにも、それまで執着していたつながり方の形式をいったんときほぐし、まっさらな状態にわが身を解放する段階が必要だった（図1）。

そのような解放と新たなつながりの獲得というのは、かつて目指していたつながり方をあきらめるこ

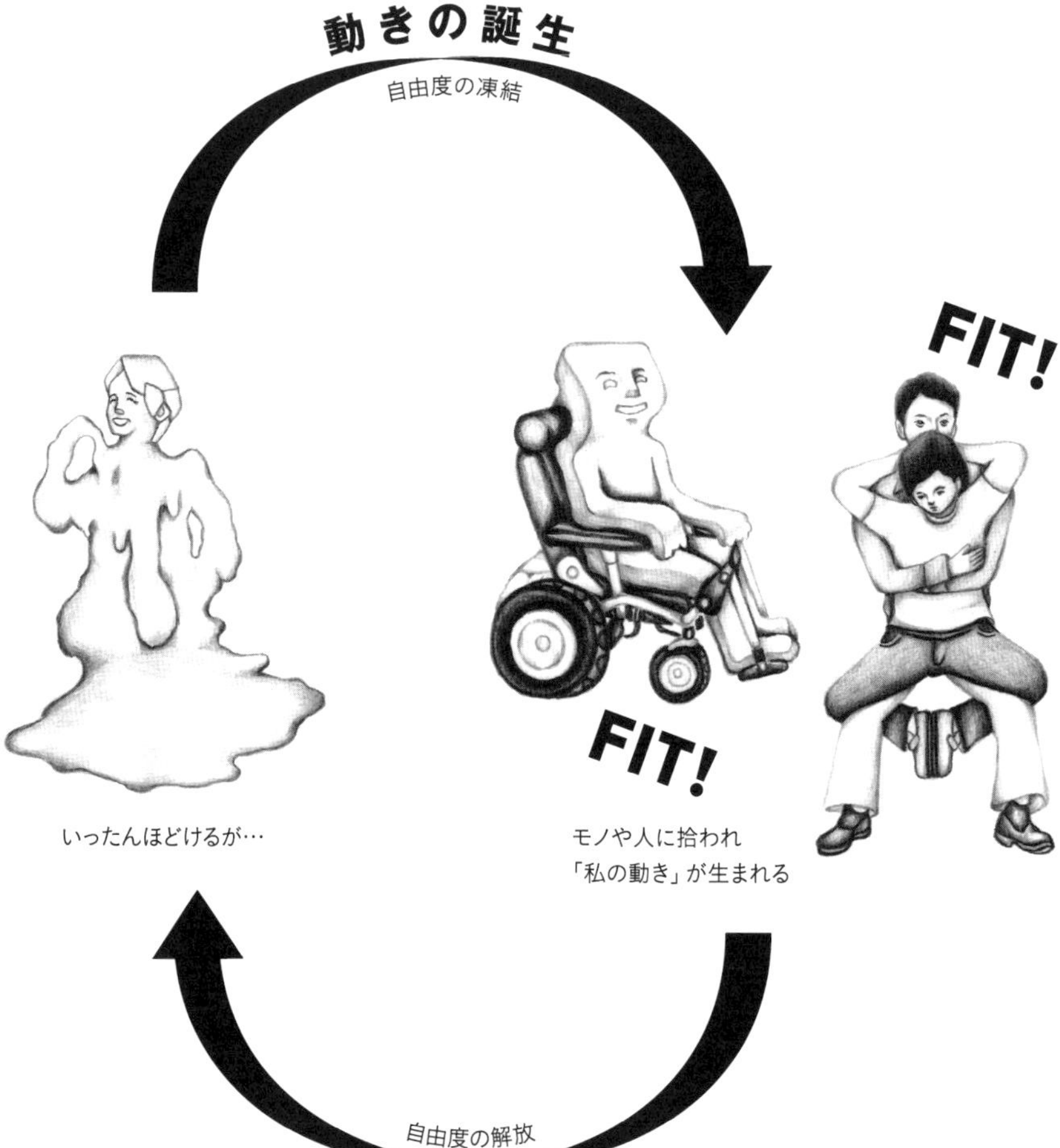

動きの誕生
自由度の凍結
FIT!
FIT!
いったんほどけるが…
モノや人に拾われ
「私の動き」が生まれる
自由度の解放
隙間とほどけ

図1

とと引き換えに訪れる。だからそこには、挫折の痛みや悲しみと、緊張から弛緩へと許され拾われる快楽とが入り混じっている。本書ではこのような、挫折とともに自由度が高まって、周囲との新たなつながりへと開かれていくときの体験を「敗北の官能」と名付けて、そこに希望を見出そうとしてきたのである。

私に限らず人の発達というのは、このような自由度の凍結と解放を繰り返すことで進行していくと言われている。健常者と言われる人たちの発達を見てみても、新しい発達段階へと移行する直前には、それまで完成されていた動き方や認知のパターンをいったん解体して自由度を高める時期があるという。[★29]

ただ、彼らが私と違うのは、自由度解放の時期に試行錯誤をすることで、「正常発達」のシナリオに沿った新たな段階に到達できることだ。それに対して私の場合は、ストレッチなどによる自由度解放の後に「正常」な次の発達段階へと移行するのではなく、再びもとの段階に戻ってしまうということを一八年間繰り返した。

自由度の凍結と解放の繰り返しは、それ自体が官能的な反復運動だった。そして私は次の段階へいけずに、その反復の官能に耽っていくことになったのである。

発達へといざなう他者

私にとって自由度の解放が、次の新たなつながり方へと発達していくために不足していたのは、モノや人との《ほどきつつ拾い合う関係》だった。一度解放した自由度がすぐに凍結してしまいやすい私の体は、私の体をほどいたままにしてくれるような他者の介入を必要としていたのである。

そのような他者とは、けっして私の体の一部のように言いなりになってくれる他者のことではない。

いまだチームワークが成り立っていない、予測できない他者、交渉を必要とする他者のことである。私の場合、両親と実家で過ごしていたころには、親の身体と私の身体とのあいだにはほとんど完成されたチームワークができ上がっていた。そしてわざわざ親と交渉しなくても手足のように動いてくれた。実際、トイレに行きたくなれば行かれたし、失敗しても後始末をしてくれたのである。そして私のほうも、親の都合がつくまで文句も言わずに待った。そのような硬直した状況下では、新たなつながり方は訪れない。

しかし、一人暮らしをきっかけに親との協応構造がびりびりと引き剝がされた。そしてむき出しのまま世界に直面した私は、初めて交渉を必要とする他者との隙間を体験した。そして交渉を通して、等身大の私の身体や、世界や、便意などの生理的欲求について徐々に知ることになったのである。

一人暮らしを始めてからというもの、私の近くには常に交渉を必要とする他者がいる。それはトイレであったり、腸であったり、介助者であったりするのだが、私は彼らなしでは生きられず、彼らとの継続的な介入し合いのおかげでようやく凍結しがちなわが身をなんとか開き続け、つながりを保つことが可能になっている。

私と他者とのほどきつつ拾い合うような関わりではなく、単体で切り離された私の運動のみを問題化して、正常な発達のシナリオをなぞらせるようなリハビリの過ちは、そのようなモノや人や自己身体を含めた、他者の存在を軽視したところにあると言えるだろう。

解放と凍結の反復が他者へと開かれたときに、そこに初めて新しいつながりと、私にとっての世界の意味が立ち現れる。そして、他者とのつながりがほどけ、ていねいに結びなおし、またほどけ、という反復を積み重ねるごとに、関係はより細かく分節化され、深まっていく。それを私は発達と呼びたい。

5
衰えに向けて

一人暮らしが軌道に乗りはじめた当時の私は、「親が死んだ後、自分はどうなってしまうのだろう」という長年の不安から解放されて、自信にあふれていた。一人暮らしを経験したことのない障害を持った後輩に、偉そうなアドバイスをしたりもしていた。成功例を他者に語ることで、なんだかよりいっそう自分が強くなっていくような感覚にもなった。

そんな私の様子を見ていた四十歳ぐらいの脳性まひの先輩が、私にこう言ったことがある。

「熊谷、無理すんなよ。うちらは三十過ぎるとなあ、がたんとくるからな」

その先輩は、一人暮らしをはじめたばかりの私の意気揚々とした様子を、たいそう喜んでくれていた一人だった。しかし、そんな彼がこのとき私にかけた言葉は、衰えていく身体のさだめを突きつけるものだった。彼の言葉は呪いのように、ずっと私の心に引っかかり続けている。

先ほど「二次障害」という言葉で述べたように、脳性まひの身体は緊張が強く、年をとるにつれて脱臼や変形などさまざまな不調が現れやすい。それにどうしても運動不足になりがちだから、生活習慣病になる可能性も高い。今の暮らしをこの先もずっと享受できるわけではないのだ。

今年三十二歳になる私は、彼の言葉をリアリティを持って味わっている。たしかに、十年前にできていたことのいくつかは、できなくなりつつある。かつては自分でやっていた着替えや入浴も、前よりずっと困難になったので、今ではヘルパーさんや身近にいる人々に支えてもらっている。風邪を引くと治りにくくなってきたし、夏には熱中症で熱が二週間くらい引かないことも増えてきた。具合が悪くてぐったりと布団で休んでいると、ずっとこのままだろうかという悲しみと安心と開放感の入り混じったじんわりとした気持ちに襲われる。


そう、当たり前なことだけれども、私たちは衰えていく存在なのだ。いくら今の生活を続けていきたいと思っても、それは決してかなわないことなのである。だから私の暮らしというのは、衰えに向けて徐々に形を変えていく。自分のできることは減っていき、周囲の支えはますます必要になってくる。今ある私オリジナルの運動規範というものも、衰えとともにやがては自壊していって、わが身はゆっくりとほどかれ周囲に拾われていくのだ。

衰えは、ある意味では「敗北」を意味する。これまでなしえていたこと、享受できていたことの多くができなくなってしまうことは、当然ながら幾ばくかの痛みを伴う出来事である。しかし、それは同時に許しでもあるのだ。一人で立つ自分を失う一方で、一人で立てなくなったわが身が世界との拾い拾われる関係を取り戻すような、つながりの回復でもあるのだ。そのような回復過程に目を向けたとき、衰えは必ずしも恐怖や不安や悲しみの色だけでなく、開かれてつながっていくような官能を伴うものになっていくだろう。

リハビリ施設の高い窓から見た夕日の赤い色は、「がんばったね、もういいよ」と私をねぎらった。私は許されて、泣きそうになった。そして今、私の身にひたひたと近づいてくる衰えは、あのときの夕日の色をしているのである。

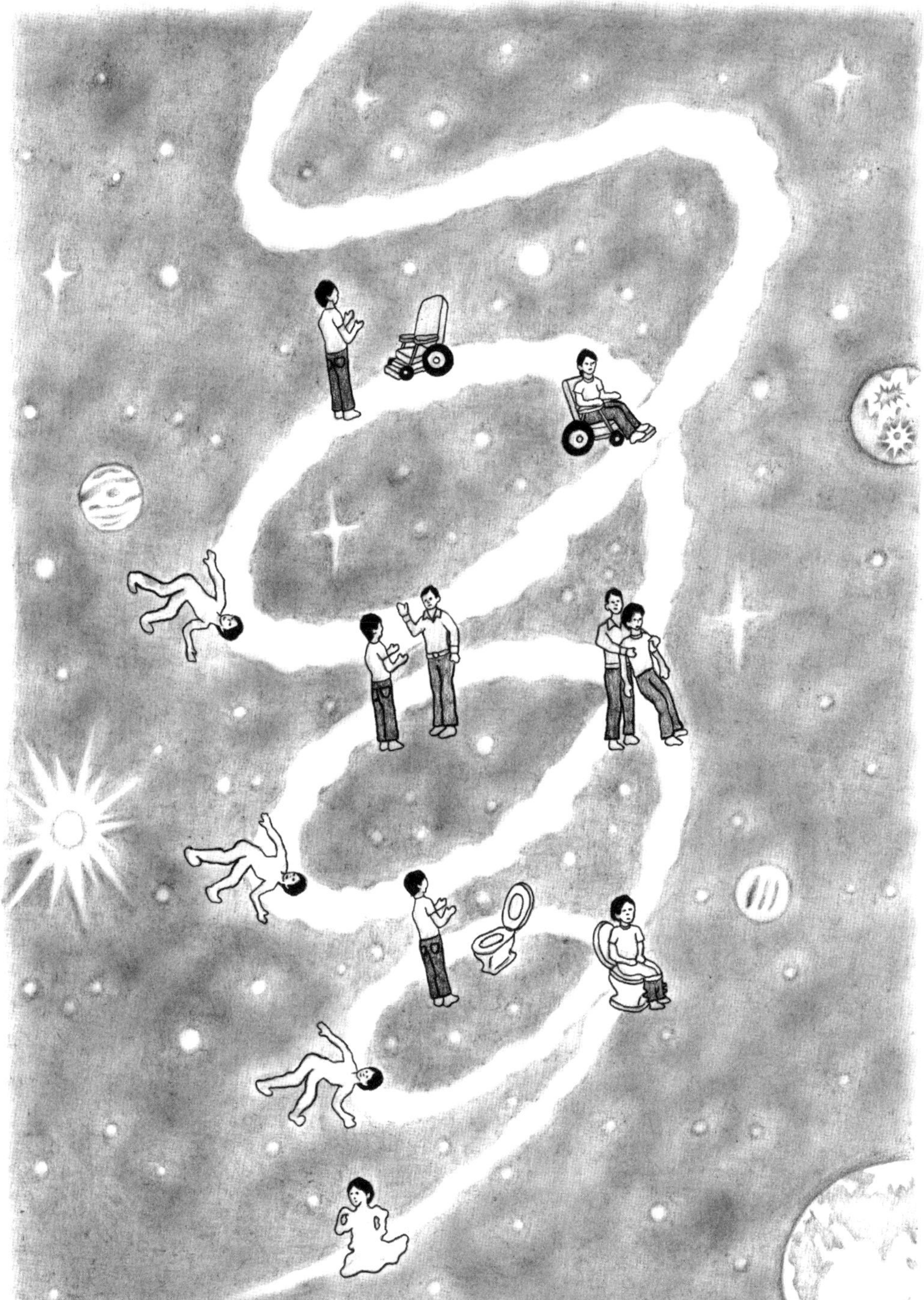

注

第一章

★1　Desmurgetらは、脳の手術を行うことになった患者に対して、脳の大切な部分を誤って切除しないように、術前に意識のある状態で脳の各領域の電気刺激を行い、そのときの主観的体験を聞き取った［Desmurget 2009］。その結果、後部頭頂葉周辺を弱い電流で刺激すると、患者は、内発的な運動への意思を感じた。同じ部位で電流を強くすると、実際は運動が起きていないのに、患者たちは運動が起きたかのような主観的体験をした。一方、運動前野周辺を刺激すると、実際に運動は生じるけれど、患者たちは運動への意思も感じないし、動いたということにさえ気づかなかった。

　これまでの研究で、補足運動野を電気刺激したときにも、運動への意思を感じるということが報告されてきた。しかし、補足運動野を刺激したときの体験が、「本当の意思」に逆らって侵入してくるあらがいがたい衝動、というように表現されるのに対して、後部頭頂葉の刺激は、術者に介入されているということにも気づかないほど内発的な「自分の意思」を感じさせる。この違いは、綾屋との前著『発達障害当事者研究』（医学書院、二〇〇八年）で述べた、運動の「侵入」と「取り込み」の違いを、脳科学的に裏付けているかもしれない。

★2　もちろん段階❺になれば、実際のフィードバック情報が脳に届けられるのだが、この情報はあくまで、すでに行ったシミュレーション予測との「差異」として検出されることになる。たとえば多くの人が、自分で自分をくすぐってもくすぐったくないのは、自分ですぐる動作の指令を出したときには、後部頭頂葉の内部モデルによる「どのようなくすぐられる感覚が、どのようなタイミングでやってくるか」という予測と、実際のフィードバック情報とのあいだに差異がないために、前部頭頂葉にある体性感覚野の活動がキャンセルされるからだという［Blakemore 1998］。内部モデルの計算どおりの、いわば想定内の刺激にくらべて、内部モデルによる予測計算から乖離した想定外の刺激はその乖離分だけ、鮮烈に感じられるのだ。

★3　運動の予測システムである「内部モデル」は、後部頭頂葉だけでなく、後頭部にある「小脳」と呼ばれる場所にも存在している。Blakemore［2003］によれば、後部頭頂葉にある内部モデルの作動は意識上のイメージ生成を伴うのに対して、小脳の内部モデルは無意識に作動するという違いがあるという。

★4　スポーツや表現活動の分野で、「体が硬いよ、もっと力を抜いて」という初心者へのアドバイスはよく耳にするものだ。たとえ健常者であっても、新しい運動学習の初期は、内部モデルが不完全で予測的に運動を制御できないため、筋肉の緊張度を上げて、運動をフィードバック制御しているのである。緊張によって関節を固定するほうが、制御するべき変数が少なくなるからだ。やがて学習が進むにつれて、内部モデルが獲得されていくので、徐々に緊張度を下げてもうまく運動ができるようになる。その途中で、試行に失敗すると一時的に緊張度を上げて適応しながら、全体としては熟練した内部モデルによるやわらかい制御を学習していく［Osu et al 2002］。

いっぽう私の運動は、何気ない日常生活の中であっても内部モデルの予測から外れやすい。そしてその外れぐあいが大きいほど、ただでさえ緊張しやすい私の体が、よりいっそう緊張するのである。

★5　協応構造 coordinative structure とは、「冗長な自由度の問題を克服するために仮定された要素間の結合関係のことである」［ベルンシュタイン 2003:307］。

またベルンシュタインは、運動制御を「先導レベル―背景レベル」という階層構造として捉え、運動目標の中核をなす部分の随意的な制御を「先導レベル」が行い、それを支える部分の無意識的な制御を「背景レベル」が協応構造によって自動的に行うと考えた［同：311］。先導レベルの行う制御は行為全体ではなくなり、行為達成にとって最も重要な一部のみに特化する。その結果、「先導レベルの扱う自由度はごく少数の自由度で済み、残りの調整は背景レベルに一任される」ことになる。

★6　脳性まひでは、随意運動や精神的緊張によって容易に、「異常な姿勢や動作」が誘発されると記載されている。たとえば私のタイプでは、肩内転・内旋、肘屈曲、前腕回内位（Walshe の associated movement）をとり、アテトーゼタイプでは、肩外転・外旋、肘屈曲、前腕回外位（Kabat の atheroid irradiation）が出現しやすくなる。

★7　本書では私の身体の特徴を、ベルンシュタインの協応構造という概念を援用して「過剰な身体内協応構造」と表現した。しかしこの表現は、一般的なものではない。普通、臨床神経学による正式な記述では、「痙縮」とか、「痙性まひ」などと呼ばれている。痙縮というのは、一次運動野が障害されることによって、その下流にある脊髄の運動回路が統制を失って誤配線を起こすことによって生じる。ただし動物実験の結果、一次運動野切除単独で痙縮は起こらないことが判明しており、他の脳領域の関与もあると推定されている。本書では、「痙縮」という病理学的な言葉を使わずに、運動科学で使われる「協応構造」という用語を使うことにした。

★8　人は他者の行動を観察し、模倣することにより、効率よく新たな運動を身に付ける。このような模倣の運動学習における重要な役割が、人の脳の中のある一部の神経細胞群によって担われていることが近年明らかになり注目を集めている。

　きっかけはイタリアのRizzolattiらのグループによってなされた、サルの腹側運動前野に存在する「ある特定の行動（たとえば餌をつかむなど）を起こしたときに活動するだけでなく、同じ行動をする他者（サルあるいはヒト）を見たときにも活動する神経細胞群」の発見にさかのぼる。その後ヒトでも、下前頭回弁蓋部に同様の細胞群が確認された。その神経細胞群は現在、ミラーニューロン・システムと呼ばれており、外界から得られた感覚情報を自己内部の運動情報へと統合するネットワークを形成しており、観察する行動の背景にある意図の理解に関連していると言われている。また下前頭回弁蓋部は、解剖学的に島皮質（内臓感覚や情動を表象）を介して大脳辺縁系（情動や自律神経の調節中枢）と神経連絡を持ち、ミラーニューロン・システムが他人の表情の観察や模倣によって感情の推定に寄与していることが示唆される。

　運動の結果引き起こされる「感覚情報」から、その運動プログラムを導き出す「ミラーニューロン・システム」の計算は、本書三一頁で述べた運動プログラムから感覚フィードバックを予測する頭頂葉の内部モデルとは、逆向きの計算をしていることになる。近年、ミラーニューロン・システムと頭頂葉とのあいだに、ネットワークが形成されていることが明らかになってきた。よって私がミラーニューロン・システムによって取り込んだ健常な動きのイメージが、内部モデルに転送されて追体験されたとしても、不思議ではない。

★9　足を交互に滑らし、前に歩いているように見せながら後ろに滑るストリートダンスの技法。別称、バックスライド。ミュージシャンの故マイケル・ジャクソンがライブなどで使用し、全世界で話題となった。

第二章

★10　「同じような刺激が、文脈や程度によって快楽にも痛みにもなりうる」という私たちの実感を裏付けるような脳のメカニズムが、徐々にわかってきた。脳の島皮質と呼ばれる場所では、内臓感覚（空腹、口渇、酸欠など）や、古代グループに分類される体性感覚（体温、痛み、痒み、筋肉痛、性的興奮、粗大触覚、官能的感触）が表象されている。これらは、身体の恒常性《ホメオスタシス》を維持するために必要な情報だ。

　島皮質に伝えられた「恒常性が乱れていますよ」という情報は、目標や動機付けを司る〈報酬系〉と呼ばれる回路の中枢（前帯状皮質や眼窩前頭皮質など）によって意味解釈がなされる。その結果生まれるのが、「痛い」「痒い」「官能的」など、人間の行動を突き動かす感情体験だという［ブレイクスリー 2009:292-308］。だから、同じような恒常性の乱れであっても、そのときの目標や動機が変われば、それは快楽にも痛みにもなりうる。そして、「暴力から逃れよう」という最後の目標すら失った瞬間に、意味解釈も留保され、痛みすら感じなくなるということも起きるのである。

★11 《まなざし／まなざされる関係》の中で設定された運動目標と、実際に繰り出された運動のフィードバック情報とのあいだに乖離が生じると、私の内部モデルは修正を迫られるだろう。内部モデルの予測機能が落ちると、運動制御のモードが玄人型の「予測的制御」から、素人型の「フィードバック制御」のほうへシフトし、体の緊張（身体内協応構造）が強くなる（第一章の★4参照）。それによって余計に運動目標との乖離が広がるため、悪循環に陥る。

　推測ではあるが、私の中で起きたことというのは、ちょうど粘土をこねているうちにやわらかさが増し、やがてそれが液状化するのと同じように、内部モデルが修正を繰り返しているうちについには融解し、同時に目標を失ったからだの身体内協応構造も自壊したと言えるのではないだろうか。第一章の★2でも述べたとおり、内部モデルによって予測できない刺激は鮮烈だから、内部モデルの失調に伴って体性感覚はどんどんと研ぎ澄まされ、「感じやすい体」になっていったのかもしれない。

★12 私の経験では、リハビリにおける体への介入というのは、多かれ少なかれ、自分自身のいる場所が、自分の体の存在する場所と一致しない、幽体離脱のような感覚を伴うものだった。しかしその離脱した意識がどこに行くのか、どんなふうになるのかは、そのときどきで違っていた。自分の身体についての内部モデルは、運動プログラムの情報と、感覚フィードバック情報の統合によってつくられるが、この統合機能や予測機能の障害として、幽体離脱のような現象が説明できるのではないかと考えられている。動きの読めない他者に物理的に介入されれば、内部モデルの予測から乖離した感覚情報を受け取ることになるので、内部モデルの統合不全に陥ったとしても不思議ではない。

第四章

★13 障害者の性を当事者が語る本のなかにも、「障害者の性は抑圧されている。もっと解放すべきだ」というような、いわば「抑圧解放図式」をなぞっているように感じられるものがある。むろん、自らの性の物語をどのように語るかは本人の自由だ。だから、当事者によって抑圧解放図式で語られる「障害者の性」というものに文句はないし、そのような物語に共感する人々が少なからずいるということも理解できる。しかし私個人としては、抑圧解放図式で自らの性を語ることに、強烈な違和感があった。それは、抑圧以前の「自然な性的欲求」がナイーブに仮定されているという違和感だ。そして多くの場合、そのように仮定される「自然な欲求」の中身というのが、女と寝ること、風俗に行くこと、などのように、がっかりするほどベタでマッチョなものに絡みとられているということにも不満があった。

　私はむしろ、かつての抑圧された閉鎖的な環境下のなかで、私固有のセクシュアリティは産み落とされたのだと感じている。あらかじめ性的に「自然な」衝動があり、それが権力や身体的な制限によって抑圧されたのではなく、むしろ、権力や身体的な制限によって惹き起こされる抑圧された感覚の中にある甘美なものが、セクシュアリティを産み育てる源だったというほうが腑に落ちるのである。疎外感や身体的な制限なしに、私のセクシュアリティが現在のような形をとることは考えにくい。

★14　小田は、男性が受動的官能から疎外されるようになった背景に、近代以降の「自由競争」「業績主義」といった価値観があると主張する。しかしこの資本主義的な価値観のさらに背後には、やはり「逸脱規範」があるのではないだろうか。

　大澤真幸は、規範が想定する範囲内の領域を「経験可能領域」と呼ぶ。そのうえで、資本主義とは経験可能領域を拡張し、より普遍的なものへと変えていく運動だと説明する。資本主義の運動の中で、経験可能領域がより普遍的なものへと拡張していくということは、そのたびに前あった規範が否定され、新しくより普遍的な規範に置き換えられていくことになる。この運動の中では、より普遍的な経験可能領域を先取りしたものと、現在の経験可能領域にとどまるものがいて、剰余価値とはまさにこの異なった水準の経験可能領域のあいだの「格差」で発生する。だから人々は、より普遍的な経験可能領域を先取りするための競争へと動機付けられることになるのだ。資本主義とはまさに、「そのままの規範でいいのか？」と問い続ける逸脱規範によって駆動されている、と言えるのかもしれない。

第五章

★15　多賀はまた、「正しい歩き方というのは、健常者のものであって、それを障害者に強制するのは必ずしもよくないのではないか（中略）部分的な障害があれば、その拘束条件のもとで、歩行パターンが自己組織的に生成されるからである」［多賀 2002］とも述べており、個人的に私の興味を引かれずにはおれない。

★16　ベルンシュタインは、協応構造を身体内と身体外に分けてはいない。彼は構造の階層が低い順に、A、B、C、Dというように分けている。

「レベルA」は、四肢の動きに先行して体幹と首の筋が受け持つ、姿勢調整のレベルである。外部の流体や重力場と協応して、ほとんど自覚なしに作用する。

「レベルB」は、筋‐関節リンクによる、歩行などのリズミカルな反復運動のレベルである。レベルBは、動作を内部で首尾一貫させ、すべての筋のふるまいを協応させることはできるが、動作を外部条件の変化や実際の環境に適応させることはできない。レベルAとBは、本書でいう身体内協応構造に近い。

「レベルC」は、外部空間を知覚し、外部空間を利用する能力を担う空間レベルである。たとえば、狙いを定めて対象を移動させる運動や、物を指さしたり、手に取ったり、動かしたり、引っ張ったり、置いたり、投げたりする動作はレベルCに属する。

「レベルD」は、行為のレベルである。行為とは単一の動作ではなく、複数の動作の連鎖構造からなる。そして、行為を何度か繰り返す際に生じる何らかの変動に対して、連鎖の構成と構造に適応的な変化を加えることができる。行為連鎖は対象物の意味を構成するもので、巧みさはこのレベルになって現れる。レベルCとDは、本書でいう身体外協応構造に近い。

レベルDの巧みさは、制御も予測も不可能な環境からの影響や、変わりゆく外界の条件との相互作用によって現れてくるという。巧みさとは、トイレとのチューニングと同じように、内部モデルの予測に依存しない「教師なし学習」の結果生まれるものなのである。

★17　私たちが空間の中で、自分の体が占める領域を知ること、つまり「どこからどこまでが自分の身体か」を認識することができるのは、頭頂葉の中で体性感覚や視覚などの複数の感覚情報に反応するバイモーダルニューロンが存在するおかげだ。たとえば、右手の触覚に反応するバイモーダルニューロンは、右手周辺からの視覚刺激にもよく反応する。現在では、身体部位近傍からの複数の感覚刺激を統合するこうしたニューロンが、身体の範囲を認識する基盤になっていると考えられている［Maravita et al. 2003］。

道具の使用に慣れてくると、その道具を含めて体の一部のように感じられる経験は、多くの人たちが持っているだろう。入來らは、ニホンザルを用いた実験で、道具の使用が身体範囲の認識を変えることを示した［Iriki et al. 1996, Maravita & Iriki 2004, 入來 2004］。この実験では、道具を使用しているときは、本来手の近傍のみに反応していたバイモーダルニューロンの反応エリアが、道具の先端を含むように広がることがわかった。ヒトを対象とした実験でも、同様の報告がある［Maravita et al. 2002］。

★18　体のどこかが届く領域（身体近傍空間という）と、届かない領域（身体外空間という）は、脳の異なる回路で再現されているようだ。バイモーダルニューロンは、身体だけでなく、身体近傍空間も表現している。それに対して身体外空間は、眼球運動系を使った視覚情報にもとづいて、とらえられていると考えられている。このような正式な分類に従うならば、本書でいう「背景」は、私の運動とほとんど関わりを持たずに動いている身体外空間といえよう。床を這っているときには、空間のほとんどが背景だ。

ところが、電動車いすなどの道具が身体の一部としてバイモーダルニューロンで表象されると、それらの道具の近接空間までもが、身体近傍空間として表象されるようになる。電動車いすに乗ることで、身体も、身体近傍空間も、拡大するのである。

★19　バイモーダルニューロンは、物が近づいてきている身体部位に注意を集中させるとともに、近づいてくる物をどけるか、手を伸ばして捕まえるか、何もせずに触れるに任せるかという判断に応じて選ぶことのできる運動計画を自動的に立てる。そればかりでなく、こうしたニューロンは、実際に触れられる前に身体の感覚を生じさせることさえできるという。

★20　最終的な「目標」に向かって、手探りをしながら運動行程を組み立てていく作業のことを、「強化学習」という。強化学習においては、ある行動を選択することによって目標に近づくと「快」刺激が報酬として得られ、その行動が強化されていく。脳の中では、基底核と大脳皮質前部をループ状につなぐ報酬系と呼ばれる回路が、この強化学習を担っているとされている。報酬系では、ドーパミンという物質が「報酬の大きさ」や、「報酬の期待値」を表象している。

　しかし、「こうすれば、ああなる」という予測内部モデルが当てにならない不慣れな環境の中で強化学習をする場合と、内部モデルが有効に働く見通しのよい環境で強化学習をする場合とでは、学習の戦略を変えなくてはならない。ロボットが自ら行う学習（機械学習）の分野では、目標に向かって自由な試行錯誤（教師なし学習）をする前者が「探索戦略 exploration」、内部モデルにとらわれた手堅い行動選択（教師あり学習）をする後者が「搾取戦略 exploitation」と呼ばれている。この分類でいえば、私が一人暮らしで経験した「大枠の目標設定」のもとで試行錯誤するという状態は、教師なしの「探索戦略」に相当するだろう。

「探索戦略」か「搾取戦略」かという軸以外にも、強化学習には、目先の苦労や失敗を気にせずに将来の報酬を優先する「長期的戦略」か、それともすぐに得られるような目先の報酬にこだわる「短期的戦略」かという対立軸がある。この軸でいえば、失敗に拘泥せず、最終的な長期目標に向かって楽観的に構える「大枠の目標設定」という状態は、「長期的戦略」に相当すると考えられる。

　ロボットの強化学習のプログラムを参考にしながら、人間の強化学習の神経機構をモデル化しようとしている銅谷は、これまで蓄積されてきた研究結果をもとに、「探索戦略」と「搾取戦略」の切り替えをノルアドレナリンという物質が担い、「長期的戦略」と「短期的戦略」の切り替えをセロトニンという物質が担っているのではないかという仮説を立てている［Doya 2008］。これらの切り替えは、学習の仕方自体を学習するという意味で、「メタ学習」と呼ばれる。

「大枠の目標設定」のもとで試行錯誤しているときの私の身体は、読めない世界に直面して、覚醒している。しかしその覚醒は、「失敗したらどうしよう」という焦りを伴うものではなく、「こうしたらどうなるだろう」という、まるで実験にのぞむときのような覚醒である。実験には失敗がない。行動の結果は、すべてよりよく知るためのデータであり、報酬である。そして、内部モデルが失効した果てに、感じやすくなり、ためらいもなく無秩序に動きはじめる体がそこにはある。このような私の経験をあとづけるような理論が、ようやく生まれつつあるのかもしれない。

　しかし優れた理論が、必ずしも優れた実践につながるわけではない。同じ理論でも、現場の理念が異なれば、まったく別様に応用されることになるからだ。私は、ヒトの多様性を記述しうる優れた理論が、同化的なリハビリテーションに利用されることだけは避けねばならないと思っている。そしてそのためには、当事者たちが現代の運動理論にアクセスし、現場での実践の仕方にも介入できる必要があると考える。本書で折に触れ、私の体験したことと、現代の運動理論とのあいだに接点を探っている背景には、そういう意図がある。

★21 「大枠の目標設定」が重要な理由はほかにもある。それは私の場合、一度できるようになった運動についても、いつまでたっても「慣れにくい」ということだ。

多くの人であれば、一度コップの持ち方を学習すると、次からはほとんど持ち方に意識を向けることなく、自動運転で動きを遂行できてしまうだろう。しかし私の場合は、たとえそれがよく使うコップで、一度持ち方を獲得していたとしても、精神的緊張や、寒さで手がかじかんでいるなど、そのつど立ち現れる想定外の要素によって身体内協応構造が強まり、容易に無秩序な運動がむき出しになり、うまく持てなくなることが間々あるのである。ましてや、ふだん使っているコップよりも滑りやすい材質のコップだったり、重かったり、突起が少なかったりと、特徴が違うコップだったらなおのことうまくいきにくい。

心身やコップの想定外の要素が、私の無秩序な運動を呼び込み、運動を脱線させるのだ。さらに、脱線したからといって運動目標に意識を集中して戻そうとすればするほど焦ってしまい、かえって体は硬くなる。

このような慣れにくさ、脱線のしやすさを踏まえれば、運動目標は一挙手一投足まで具体的に規定されていないほうがいいということがわかる。運動目標が細かすぎると、そこから脱線する可能性がさらに高くなって、いつも戦々恐々としなくてはならなくなるからである。

第六章

★22 言い換えれば、内部モデルにしたがって運動を繰り出せる状態と言える。

★23 すべてが内部モデルの予期どおりに展開したとしたら、そこに自由はあるだろうか。予期できない他者に遭遇し、内部モデルが失効した状態で、こわばって震える両者が手探りでほどきあい、拾い合うところにこそ、自由があるのではないだろうか。

★24 ジョルジュ・バタイユは少年のころ、半身不随で全盲の父親が恍惚の表情で失禁をする姿を目の当たりにし、衝撃を受けたという。のちに彼は「何の意味も有用性もなく、ただ放出される余剰エネルギー」こそが、人間や社会を突き動かす根本的な動因であるという、壮大な理論体系を作り上げた。この無意味なエネルギーの放出を彼は「消尽」と呼んだ。本書で述べる敗北の官能において、身体からガクガクとエネルギーが放出され、それを何ものにも拾われない状況は、バタイユのいう「消尽」と近いものだろう。「消尽」こそが、人間や社会を作り上げる根本にあるというバタイユの主張はそのまま、敗北の官能こそが、私の動きや周囲とのつながりを立ち上げるという本書での主張と符合する。

★25　統合失調症の医療現場では、幻聴や妄想といった症状が、「あってはならないもの」とされ、それをなくすために多量の薬物が投与されてきた。その結果、本人は幻聴が聞こえていてもそれを外界の人に打ち明けられないまま、幻聴や妄想的思考との密室的な関係に閉じ込められていくことになる。姿かたちの見えない声は、課題訓練中のトレイナーの声のように逆らえない力を帯びる。そして本人の思考や行動は、幻聴に乗っ取られていくことになる。

　幻聴や妄想的思考は、「自らの身体の中で生成されたにもかかわらず、自分の思い通りにならない動き」であるという点で、私にとっての便意と似ている。そして、公共の場でそれについて語ることがタブーにされがちであることや、その結果として、彼らとの交渉を一人で抱え込み、翻弄され、密室化しやすいというところも似ている。

　北海道の浦河にある「べてるの家」では、従来タブー化されてきた幻聴や妄想的思考の存在を、「幻聴さん」「お客さん」などと名付けることによって、日常を回していくうえでの前提として共有している。そして密室的かつ暴力的な幻聴さんとのやり取りを続けるのではなくて、幻聴さんに対して他者としての距離と礼節を保ちながら、幻聴さんとのやり取りを公共空間に放出することで仲間と共有していくことが薦められる。その結果、幻聴さんとの関係が、より友好的なものに変容していくという［浦河べてるの家 2002］。

　私秘化されたタブーから、集団的な前提へ。自らのうちにある思い通りにならなさに対して、私たちがどのように向き合ったらよいかを考えるうえで、べてるでの実践は大きな示唆を与えるものだ。

★26　『二次障害ハンドブック改訂版』には、二次障害に悩みや不安を抱える当事者の声が掲載されている。いくつかを引用することにしよう［二次障害検討会 2007］。

「今から思うと自分の障害は軽いと思っていましたが、結局はそのことにより、自分の体を酷使し、取り返しのつかないことになりかねない状況でした」（二〇頁）

「アクセルをふかしながらも、常に自分をセーブしてやってきました」（二四頁）

「健常者にまじってがんばる障害者の使命を背負ってきたといっても過言ではなく、逆にいうと世間からがんばることを求められた障害者を演じ切らなくてはならなかった。進学、就職、結婚、子育て、どの過程をとってもその使命感に燃えていた。あとになって思えば、ポストポリオの原因を作り続けてきたということであろうか」（五三頁）

★27　二次障害情報ネット（障害者医療問題全国ネットワー

ク）など。http://nijishogai.net/

★28　人間の赤ん坊は、仰向けのまま動けないで過ごすという転倒と同じような状況が、生まれてから数か月間も続く。このような無防備な時期は、動きを身体外協応構造から解放させ、自由度を増した身体内を探索することを可能にする。実際この時期赤ん坊は、自分の身体のパーツを使って遊んだり、一見無軌道・無秩序な運動を繰り返したりする。これが何を意味するのかはわからないが、一説では、運動企図や体性感覚、五感からの知覚とのあいだにある協応関係、すなわち身体についての内部モデルをはぐくんでいると言われている。

★29　多賀によれば、「新生児の運動と感覚とはある種の統合が成立しているが、大脳皮質のレベルで身体や外界の表象をもつために、身体や外界の探索を行い、その過程で一度システムの再構築が行われる」という。再構築の前には、あたかも条件反射のようにできていた歩行や模倣といった運動課題が、再構築のさなかにいったんできなくなるのだが、再構築が完了すると再び今度は「主体的な意図に基づいて行われるように感じられる」やり方でできるようになる。このようなプロセスを「U字型成長」という。

何もつながりのないところから「自己と他者の関係は発達過程で構成的に作り上げられるのではなく、初めから協調していた自己と他者を分化させる」ところから始まるのだ。つまり、隙間のないところに隙間ができることから、発達の火蓋が切って落とされるのである。

文献

ベルンシュタイン、ニコライA［2003］『デクステリティ』金子書房、三〇七頁

Blakemore,Sarah-Jayne［1998］Central cancellation of self-produced tickle sensation. *Nature Neuroscience*, 1, 635–640

Blakemore,Sarah-Jayne［2003］Deluding the motor system. *Consciousness and Cognition*, 12(4), 647–655

ブレイクスリー、サンドラ&マシュー［2009］『脳の中の身体地図』インターシフト、二九二―三〇八頁

Decety,J. and Sommerville,J.A.［2006］Weaving the fabric of social interaction: Articulating developmental psychology and cognitive neuroscience in the domain of motor cognition. *Psychonomic Bulletin & Review*, 13(2), 179–200

Desmurget,M.［2009］Movement intention after parietal cortex stimulation in humans. *Science*. 324(5928), 731–733

銅谷賢治［2006］「計算神経科学への招待」『数理科学』五一三号

Doya,K.［2008］Modulators of decision making. *Nature Neuroscience*, 11, 410–416

乾敏郎［2009］『イメージ脳』岩波書店、三〇頁

入來篤史［2004］『道具を使うサル』医学書院

Iriki,A. et al.［1996］Coding of modified body schema during tool use by macaque postcentral neurons. *NeuroReport*, 7, 2325–2330

Maravita,A. et al.［2002］Tool-use changes multimodal spatial interactions between vision and touch in normal humans. *Cognition*, 83, B25–B34

Maravita,A. et al.［2003］Multisensory integration and the body schema: close to hand and within reach. *Curr. Biol.*, 13, R531–R539

Maravita,A. and Iriki,A.［2004］Tools for the body (schema). *TRENDS in Cognitive Science*, 8(2), 79–86

二次障害検討会［2007］『二次障害ハンドブック改訂版』文理閣

小田亮［1992］「ポルノグラフィの誕生——近代の性器的セクシュアリティ」『国際文化論集』（桃山学院大学）六号、五五―七二頁

岡田美智男［2008］「人とロボットとの相互行為とコミュニケーションにおける身体性」『現代思想』三六巻一六号

Osu,R., Franklin,D.W., Kato,H., Gomi,H., Domen,K., Yohioka,T., and Kawato,M. [2002] Short- and Long-Term Changes in Joint Co-Contraction Associated with Motor Learning as Revealed from Surface. *EMG. J Neurophysiol* 88: 991-1004

多賀源太郎［2002］『脳と身体の動的デザイン』金子書房

浦河べてるの家［2002］『べてるの家の「非」援助論』医学書院

あとがき

原稿を書き終えてほっと一息ついたころ、とつぜん左手のしびれがはじまった。前から過労などで軽いしびれが出現することはあったが、今回は痛みが強くて夜も眠れないほどで、あわてて近所の病院に行った。

診断の結果は「頸椎症性脊髄症」。首に常に緊張を入れたまま長い時間パソコン作業をしていたこともあって、首の骨の一部が変形し、腕に行く神経や脊髄を圧迫しているという。圧迫が今後強まれば、手足の動きが悪くなる可能性もある。私は「ついに本格的な二次障害がきたか」と思った。覚悟はしていたことなのだけれど、予想よりも早くやってきた衰えに、私は動揺していた。

担当医は、「まあ、ちょっと様子を見ましょうか」と、そのまま首にカラーをはめた。しかし私の気持ちは納得できずにいた。もしも脊髄に大きな障害があるのならば、早く手術をしたほうがいいのではないか。

脳性まひの頸椎症に詳しい医療機関をパソコンで調べ、いくつかの病院を訪ねたあと最後に行った病院は、私が学生時代と一年目の研修時代をすごした大学病院だった。私はこの病院で、いやというほど無力な自分を突きつけられた思い出があるため、病院の中に入るや否や、小さくなって所在なく過ごしていた当時を思い出して少し胸が苦しかった。無力だった当時の自分を知る人に会ったらどんな顔をすればいいのかわからず、内心怯えてもいた。

さいわい整形外科の担当医は、私の疑問点を流すことなく一つひとつ受け止め、ていねいに説明してくれた。そのうえで、「神経が一時的に圧迫されているだけで、脊髄には傷害が及んでなさそうだし、現時点では手術の必要はないでしょう」と言い、診断名も「頸椎症性神経根症」に変わった。手術しないという見立ては今までの病院と同じだったが、不安をすべて拾ってもらい、手術をしない説得的な理由づけを得られた私は、ようやく安心できた。

問診の段階で担当医は、体の限界を突きつけられるたびに幾ばくかの痛みを伴いながら進路変更を重ねてきたこれまでの私のことや、仕事を重ねるうえで私がかかえてきた困難や不安、そして日常生活における体とのままならない関係などを、表情ひとつ変えずにじっくり聞いてくれた。

そんな彼が帰り際に、少しだけ表情を緩めて、「熊谷君、きみ、昔ここの学生さんだったよね。教えたことあるよね」と言った。私は、気まずいような、照れくさいような気持ちで笑ってうなずいた。そして、少し間をおいてから担当医は、背中をやさしく押すような、ピリッとした大きな声で、「熊谷君、がんばってね。みんな応援しているから！」と続けた。みぞおちあたりにぐっと熱いものが込み上げてくるのを感じながら、私は「ありがとうございました」と頭を下げた。

本書の最後では、衰えについてなんだか達観したようなことを書いてしまったけれど、この件を通して私は、「ああ、自分は、まだ生きたいんだなあ」ということを実感した。こうやって、ままならない二次障害に実際に襲われてはじめて、「生きたい、生きたい」ともがく自分を、あらためて突きつけられたのである。そのことを、読者のみなさんに伝えなければ嘘になるなあと感じ、この場を借りて報告した次第である。

＊

この本で私は、文字で表すことが困難な体感のようなものを、なんとか言葉で伝えようとしている。そのため、自分の稚拙な文章力では、頭の中にあるイメージを文章にうまく表現できないということが、しばしばあった。

しかしこの本には、私の至らない文章を補ってあまりある、数々の素晴らしいイラストがある。これらはイラストレーターの笹部紀成さんの手によるものだ。今回ブックデザインを担当してくださった祖父江慎さんの事務所で、はじめて笹部さんのこれまでの作品を見せていただいた私は、直感的に「これがいい」と一目ぼれした。緊迫感と真面目さとあそびが混じった、美しい、でもなんだか癖になるようなイラストだった。私がこの本で表現したかった、こわばってあそびがない真面目な感じと、だけど、どうしようもなくあそびに開かれようとする感じ、すなわち脳性まひの身体性みたいなものを、なんだかそっくりそのまま表現したような画風は、この本のニュアンスにぴったりだと感じたのだ。

笹部さんはとてもまじめな方で、口数は少ないけれど、私の伝えようとするイメージを的確に拾ってくださり、それをまったく想像を超えるくらいのクオリティで作品に仕上げてくださった。祖父江さんも、脳性まひの身体感覚を笹部さんに伝えるために、私の説明のもとで脳性まひに擬態し、床を這いずり回ってくださった。こんなふうに、ていねいな本づくりに携わってくださった笹部さんと祖父江さんに、この場をお借りしてお礼を申し上げたい。私は幸せものだ。

＊

最後に、この本を書くチャンスを与えてくださった医学書院の白石正明さんには、お礼を言っても言い足りない。当初、この本のコンセプトとしては、「セクシュアリティのことや身体性のことを中心に何か書きませんか」というような話だったのだけれど、自分のこれまでの経験を整理していく中で、なかなか一つの構築物として本という形にするのがたいへんで、当初半年間くらいはなかなか形になる文章ができなかった。

ばらばらの断章がたくさん増えていく一方で、まったく構築物の様相を呈さないために行き詰まっていたころ、白石さんは医学書院の大きな会議室のテーブルに、その断章の束をばあっと並べて、真夜中までかけて一緒に作業につきあってくださった。机の上に撒かれた原稿を二人で眺めながら、静かに問いと応答が繰り返され、原稿の配置が変わっていく。そして徐々に構造が立ち現れてくる。それは、ばらばらだった私のこれまでの経験が、一つの歴史になっていくような、不思議な体験でもあった。

このとき私は、自分が一人でそういう作業をするのがフィジカルに難しいということを、はじめて知った。また、文章を書くときに、こういう形で誰かに手伝ってもらえる部分もあるのだなあということにも気づいた。それは、文章を書くうえで生じる私のニーズが、新たに発見されたということでもある。そしてそれ以降、前作で一緒に本を書いた綾屋さんにも、自宅での原稿並べ作業や文献リストづくり作業を、手となり足となり手伝ってもらうことになった。

このように本書が無事完成に至ることができたのは、数多くの方々のおかげである。

本当にみなさん、ありがとうございました。

熊谷晋一郎

二〇〇九年十月

著者紹介

熊谷晋一郎（くまがや・しんいちろう）

1977年生まれ。小児科医。新生児仮死の後遺症で、脳性まひに。以後、車いす生活となる。幼児期から中学生くらいまでのあいだ、毎日リハビリに明け暮れる。小中高と普通学校で統合教育を経験。大学在学中は地域での一人暮らしを経験。また全国障害学生支援センターのスタッフとして、他の障害をもった学生たちとともに、高等教育支援活動をする。東京大学医学部卒業後、千葉西病院小児科、埼玉医科大学小児心臓科での勤務を経て、現在、東京大学先端科学技術研究センター准教授。他の障害をもつ仲間との当事者研究をもくろんでいる。

シリーズ
ケアをひらく

リハビリの夜

発行――――――――――2009年12月15日　第1版第1刷©
　　　　　　　　　　　2024年 3 月 1 日　第1版第7刷

著者――――――――――熊谷晋一郎

発行者―――――――――株式会社　医学書院
　　　　　　　　　　　代表取締役　金原 俊
　　　　　　　　　　　〒113-8719　東京都文京区本郷1-28-23
　　　　　　　　　　　電話03-3817-5600（社内案内）

印刷・製本―――――――アイワード

イラストレーション――笹部紀成

ブックデザイン――――祖父江慎＋コズフィッシュ

ISBN 978-4-260-01004-7

テキストデータ引換券
リハビリの夜

●本書のテキストデータを提供します。

視覚障害、読字障害、上肢障害などの理由で本書をお読みになれない方には、電子データを提供いたします。
・200円切手
・左のテキストデータ引換券（コピー不可）を同封のうえ、下記までお申し込みください。
［宛先］
〒113-8719 東京都文京区本郷1-28-23
医学書院看護出版部 テキストデータ係

シリーズ ケアをひらく ❶

第73回
毎日出版文化賞受賞!
[企画部門]

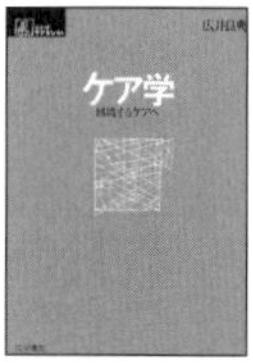

ケア学:越境するケアへ●広井良典●2300円●ケアの多様性を一望する———どの学問分野の窓から見ても、〈ケア〉の姿はいつもそのフレームをはみ出している。医学・看護学・社会福祉学・哲学・宗教学・経済・制度等々のタテワリ性をとことん排して〝越境〟しよう。その跳躍力なしにケアの豊かさはとらえられない。刺激に満ちた論考は、時代を境界線引きからクロスオーバーへと導く。

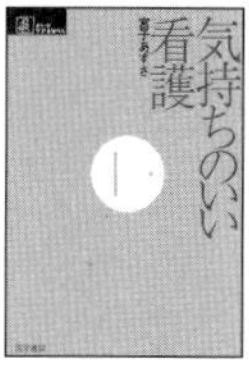

気持ちのいい看護●宮子あずさ●2100円●患者さんが気持ちいいと、看護師も気持ちいい、か?———「これまであえて避けてきた部分に踏み込んで、看護について言語化したい」という著者の意欲作。〈看護を語る〉ブームへの違和感を語り、看護師はなぜ尊大に見えるのかを考察し、専門性志向の底の浅さに思いをめぐらす。夜勤明けの頭で考えた「アケのケア論」!

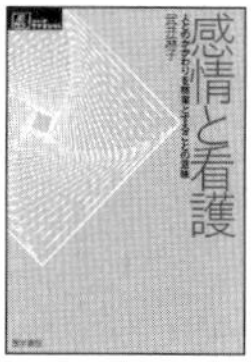

感情と看護:人とのかかわりを職業とすることの意味●武井麻子●2400円●看護師はなぜ疲れるのか———「巻き込まれずに共感せよ」「怒ってはいけない!」「うんざりするな!!」。看護はなにより感情労働だ。どう感じるべきかが強制され、やがて自分の気持ちさえ見えなくなってくる。隠され、貶められ、ないものとされてきた〈感情〉をキーワードに、「看護とは何か」を縦横に論じた記念碑的論考。

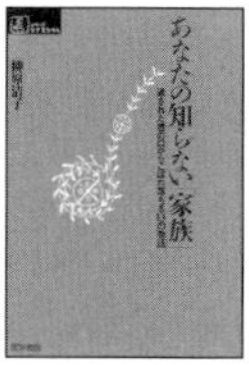

あなたの知らない「家族」:遺された者の口からこぼれ落ちる13の物語●柳原清子●2000円●それはケアだろうか———幼子を亡くした親、夫を亡くした妻、母親を亡くした少女たちは、佇む看護師の前で、やがて「その人」のことを語りはじめる。ためらいがちな口と、傾けられた耳によって紡ぎだされた物語は、語る人を語り、聴く人を語り、誰も知らない家族を語る。

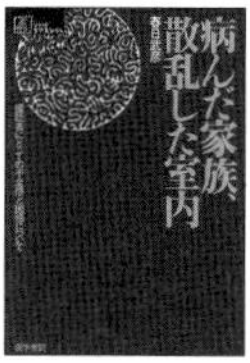

病んだ家族、散乱した室内:援助者にとっての不全感と困惑について●春日武彦●2200円●善意だけでは通用しない——— 一筋縄ではいかない家族の前で、われわれ援助者は何を頼りに仕事をすればいいのか。罪悪感や無力感にとらわれないためには、どんな「覚悟とテクニック」が必要なのか。空疎な建前論や偽善めいた原則論の一切を排し、「ああ、そうだったのか」と腑に落ちる発想に満ちた話題の書。

本シリーズでは、「科学性」「専門性」「主体性」といったことばだけでは語りきれない地点から《ケア》の世界を探ります。

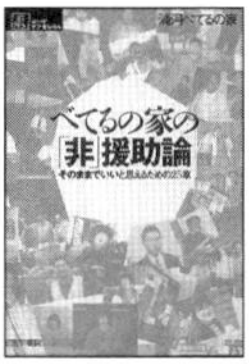

べてるの家の「非」援助論：そのままでいいと思えるための25章●浦河べてるの家●2000円●それで順調！———「幻覚&妄想大会」「偏見・差別歓迎集会」という珍妙なイベント。「諦めが肝心」「安心してサボれる会社づくり」という脱力系キャッチフレーズ群。それでいて年商1億円、年間見学者2000人。医療福祉領域を超えて圧倒的な注目を浴びる〈べてるの家〉の、右肩下がりの援助論！

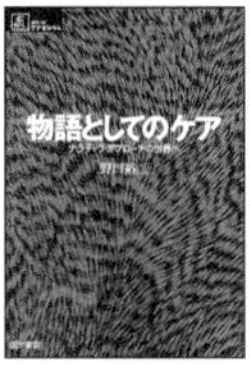

物語としてのケア：ナラティヴ・アプローチの世界へ●野口裕二●2200円●「ナラティヴ」の時代へ———「語り」「物語」を意味するナラティヴ。人文科学領域で衝撃を与えつづけているこの言葉は、ついに臨床の風景さえ一変させた。「精神論 vs. 技術論」「主観主義 vs. 客観主義」「ケア vs. キュア」という二項対立の呪縛を超えて、臨床の物語論的転回はどこまで行くのか。

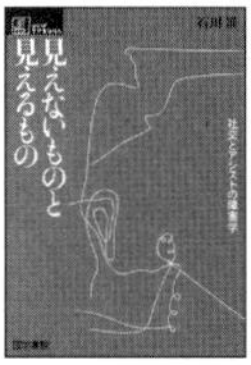

見えないものと見えるもの：社交とアシストの障害学●石川准●2000円●だから障害学はおもしろい———自由と配慮がなければ生きられない。社交とアシストがなければつながらない。社会学者にしてプログラマ、全知にして全盲、強気にして気弱、感情的な合理主義者……〝いつも二つある〞著者が冷静と情熱のあいだで書き下ろした、つながるための障害学。

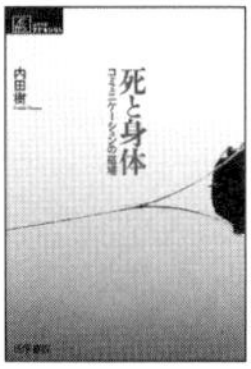

死と身体：コミュニケーションの磁場●内田 樹●2000円●人間は、死んだ者とも語り合うことができる———〈ことば〉の通じない世界にある「死」と「身体」こそが、人をコミュニケーションへと駆り立てる。なんという腑に落ちる逆説！「誰もが感じていて、誰も言わなかったことを、誰にでもわかるように語る」著者の、教科書には絶対に出ていないコミュニケーション論。読んだ後、猫にもあいさつしたくなります。

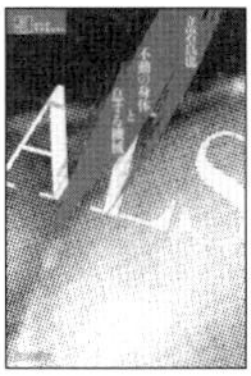

ALS 不動の身体と息する機械●立岩真也●2800円●それでも生きたほうがよい、となぜ言えるのか———ALS当事者の語りを渉猟し、「生きろと言えない生命倫理」の浅薄さを徹底的に暴き出す。人工呼吸器と人がいれば生きることができると言う本。「質のわるい生」に代わるべきは「質のよい生」であって「美しい死」ではない、という当たり前のことに気づく本。

③

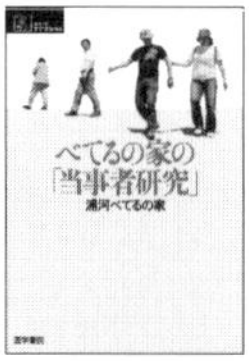

べてるの家の「当事者研究」●浦河べてるの家●2000円●研究？ワクワクするなあ―――べてるの家で「研究」がはじまった。心の中を見つめたり、反省したり……なんてやつじゃない。どうにもならない自分を、他人事のように考えてみる。仲間と一緒に笑いながら眺めてみる。やればやるほど元気になってくる、不思議な研究。合い言葉は「自分自身で、共に」。そして「無反省でいこう！」

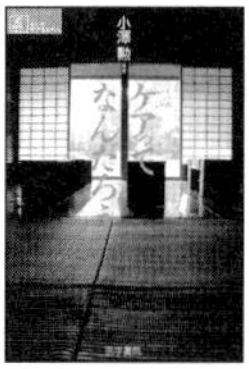

ケアってなんだろう●小澤勲編著●2000円●「技術としてのやさしさ」を探る七人との対話―――「ケアの境界」にいる専門家、作家、若手研究者らが、精神科医・小澤勲氏に「ケアってなんだ？」と迫り聴く。「ほんのいっときでも憩える椅子を差し出す」のがケアだと言い切れる人の《強さとやさしさ》はどこから来るのか―――。感情労働が知的労働に変換されるスリリングな一瞬！

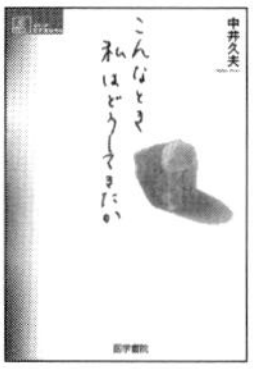

こんなとき私はどうしてきたか●中井久夫●2000円●「希望を失わない」とはどういうことか―――はじめて患者さんと出会ったとき、暴力をふるわれそうになったとき、退院が近づいてきたとき、私はどんな言葉をかけ、どう振る舞ってきたか。当代きっての臨床家であり達意の文章家として知られる著者渾身の一冊。ここまで具体的で美しいアドバイスが、かつてあっただろうか。

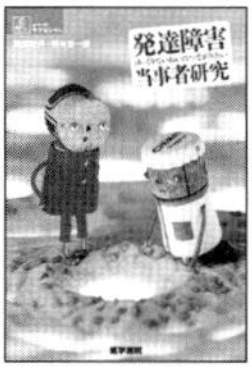

発達障害当事者研究：ゆっくりていねいにつながりたい●綾屋紗月＋熊谷晋一郎●2000円●あふれる刺激、ほどける私―――なぜ空腹がわからないのか、なぜ看板が話しかけてくるのか。外部からは「感覚過敏」「こだわりが強い」としか見えない発達障害の世界を、アスペルガー症候群当事者が、脳性まひの共著者と探る。「過剰」の苦しみは身体に来ることを発見した画期的研究！

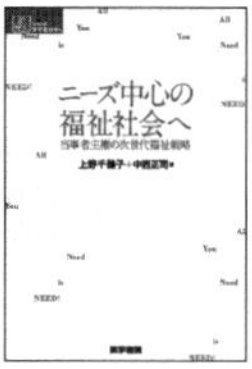

ニーズ中心の福祉社会へ：当事者主権の次世代福祉戦略●上野千鶴子＋中西正司編●2200円●社会改革のためのデザイン！ ビジョン!! アクション!!!―――「こうあってほしい」という構想力をもったとき、人はニーズを知り、当事者になる。「当事者ニーズ」をキーワードに、研究者とアクティビストたちが「ニーズ中心の福祉社会」への具体的シナリオを提示する。

❹

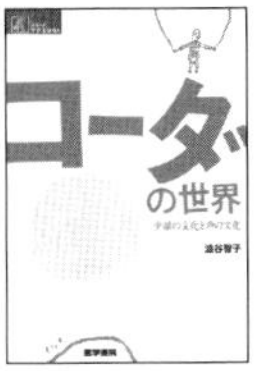

コーダの世界：手話の文化と声の文化●澁谷智子● 2000円●生まれながらのバイリンガル?———コーダとは聞こえない親をもつ聞こえる子どもたち。「ろう文化」と「聴文化」のハイブリッドである彼らの日常は驚きに満ちている。親が振り向いてから泣く赤ちゃん? じっと見つめすぎて誤解される若い女性? 手話が「言語」であり「文化」であると心から納得できる刮目のコミュニケーション論。

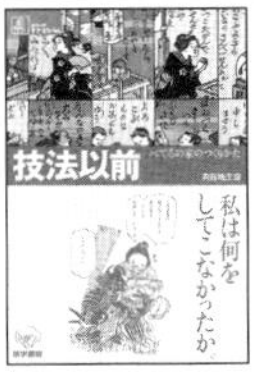

技法以前：べてるの家のつくりかた●向谷地生良● 2000円●私は何をしてこなかったか———「幻覚&妄想大会」をはじめとする掟破りのイベントはどんな思考回路から生まれたのか? べてるの家のような〝場〟をつくるには、専門家はどう振る舞えばよいのか? 「当事者の時代」に専門家にできることを明らかにした、かつてない実践的「非」援助論。べてるの家スタッフ用「虎の巻」、大公開!

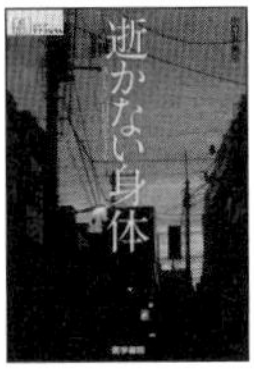

逝かない身体：ALS的日常を生きる●川口有美子● 2000円●即物的に、植物的に——言葉と動きを封じられたALS患者の意思は、身体から探るしかない。ロックトイン・シンドロームを経て亡くなった著者の母を支えたのは、「同情より人工呼吸器」「傾聴より身体の微調整」という究極の身体ケアだった。重力に抗して生き続けた母の「植物的な生」を身体ごと肯定した圧倒的記録。

第41回大宅壮一ノンフィクション賞受賞作

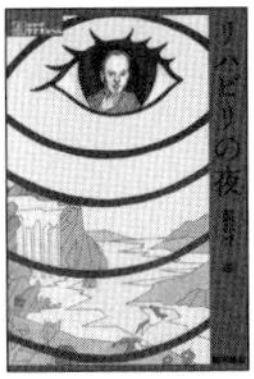

リハビリの夜●熊谷晋一郎● 2000円●痛いのは困る——現役の小児科医にして脳性まひ当事者である著者は、《他者》や《モノ》との身体接触をたよりに、「官能的」にみずからの運動をつくりあげてきた。少年期のリハビリキャンプにおける過酷で耽美な体験、初めて電動車いすに乗ったときの時間と空間が立ち上がるめくるめく感覚などを、全身全霊で語り尽くした驚愕の書。

第9回新潮ドキュメント賞受賞作

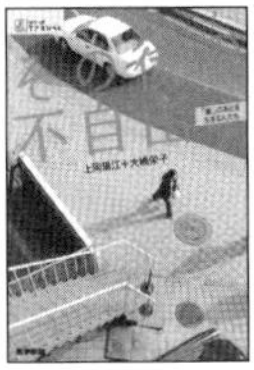

その後の不自由●上岡陽江+大嶋栄子● 2000円●〝ちょっと寂しい〟がちょうどいい——トラウマティックな事件があった後も、専門家がやって来て去っていった後も、当事者たちの生は続く。しかし彼らはなぜ「日常」そのものにつまずいてしまうのか。なぜ援助者を振り回してしまうのか。そんな「不思議な人たち」の生態を、薬物依存の当事者が身を削って書き記した当事者研究の最前線!

第 2 回日本医学
ジャーナリスト協会賞
受賞作

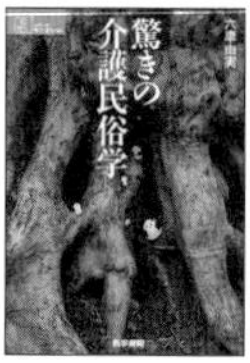

驚きの介護民俗学●六車由実●2000 円●語りの森へ——気鋭の民俗学者は、あるとき大学をやめ、老人ホームで働きはじめる。そこで流しのバイオリン弾き、蚕の鑑別嬢、郵便局の電話交換手ら、「忘れられた日本人」たちの語りに身を委ねていると、やがて新しい世界が開けてきた……。「事実を聞く」という行為がなぜ人を力づけるのか。聞き書きの圧倒的な可能性を活写し、高齢者ケアを革新する。

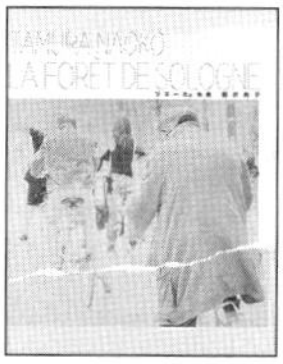

ソローニュの森●田村尚子●2600 円●ケアの感触、曖昧な日常——思想家ガタリが終生関ったことで知られるラ・ボルド精神病院。一人の日本人女性の震える眼が掬い取ったのは、「フランスのべてるの家」ともいうべき、患者とスタッフの間を流れる緩やかな時間だった。ルポやドキュメンタリーとは一線を画した、ページをめくるたびに深呼吸ができる写真とエッセイ。B5 変型版。

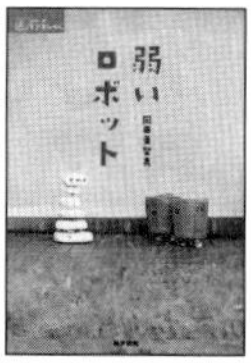

弱いロボット●岡田美智男●2000 円●とりあえずの一歩を支えるために——挨拶をしたり、おしゃべりをしたり、散歩をしたり。そんな「なにげない行為」ができるロボットは作れるか？　この難題に著者は、ちょっと無責任で他力本願なロボットを提案する。日常生活動作を規定している「賭けと受け」の関係を明るみに出し、ケアをすることの意味を深いところで肯定してくれる異色作！

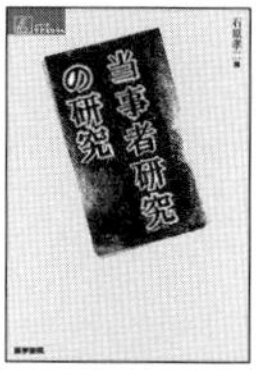

当事者研究の研究●石原孝二編●2000 円●で、当事者研究って何だ?——専門職・研究者の間でも一般名称として使われるようになってきた当事者研究。それは、客観性を装った「科学研究」とも違うし、切々たる「自分語り」とも違うし、勇ましい「運動」とも違う。本書は哲学や教育学、あるいは科学論と交差させながら、“自分の問題を他人事のように扱う”当事者研究の圧倒的な感染力の秘密を探る。

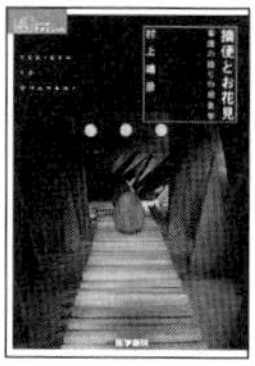

摘便とお花見：看護の語りの現象学●村上靖彦●2000 円●とるにたらない日常を、看護師はなぜ目に焼き付けようとするのか——看護という「人間の可能性の限界」を拡張する営みに吸い寄せられた気鋭の現象学者は、共感あふれるインタビューと冷徹な分析によって、その不思議な時間構造をあぶり出した。巻末には圧倒的なインタビュー論を付す。看護行為の言語化に資する驚愕の一冊。

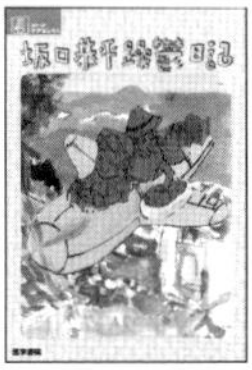

坂口恭平躁鬱日記●坂口恭平●1800円●僕は治ることを諦めて、「坂口恭平」を操縦することにした。家族とともに。──マスコミを席巻するきらびやかな才能の奔出は、「躁」のなせる業でもある。「鬱」期には強固な自殺願望に苛まれ外出もおぼつかない。この病に悩まされてきた著者は、あるとき「治療から操縦へ」という方針に転換した。その成果やいかに！　涙と笑いと感動の当事者研究。

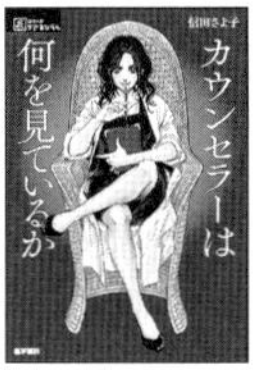

カウンセラーは何を見ているか●信田さよ子●2000円●傾聴？ ふっ。──「聞く力」はもちろん大切。しかしプロなら、あたかも素人のように好奇心を全開にして、相手を見る。そうでなければ〈強制〉と〈自己選択〉を両立させることはできない。若き日の精神科病院体験を経て、開業カウンセラーの第一人者になった著者が、「見て、聞いて、引き受けて、踏み込む」ノウハウを一挙公開！

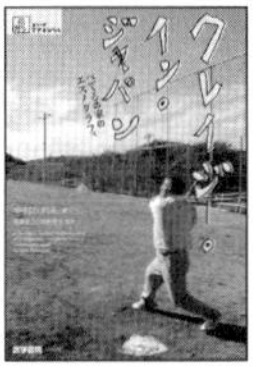

クレイジー・イン・ジャパン：べてるの家のエスノグラフィ●中村かれん●2200円●日本の端の、世界の真ん中。──インドネシアで生まれ、オーストラリアで育ち、イェール大学で教える医療人類学者が、べてるの家に辿り着いた。7か月以上にも及ぶ住み込み。10年近くにわたって断続的に行われたフィールドワーク。べてるの「感動」と「変貌」を、かつてない文脈で発見した傑作エスノグラフィ。付録DVD「Bethel」は必見の名作！

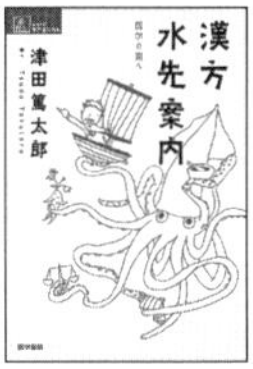

漢方水先案内：医学の東へ●津田篤太郎●2000円●漢方ならなんとかなるんじゃないか?── 原因がはっきりせず成果もあがらない「ベタなぎ漂流」に追い込まれたらどうするか。病気に対抗する生体のパターンは決まっているならば、「生体をアシスト」という方法があるじゃないか！　万策尽きた最先端の臨床医がたどり着いたのは、キュアとケアの合流地点だった。それが漢方。

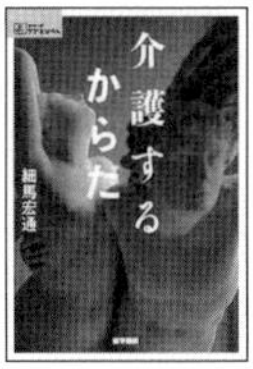

介護するからだ●細馬宏通●2000円●あの人はなぜ「できる」のか?── 目利きで知られる人間行動学者が、ベテランワーカーの神対応をビデオで分析してみると……、そこには言語以前に〝かしこい身体〟があった！　ケアの現場が、ありえないほど複雑な相互作用の場であることが分かる「驚き」と「発見」の書。マニュアルがなぜ現場で役に立たないのか、そしてどうすればうまく行くのかがよーく分かります。

第 16 回小林秀雄賞受賞作
紀伊國屋じんぶん大賞 2018 受賞作

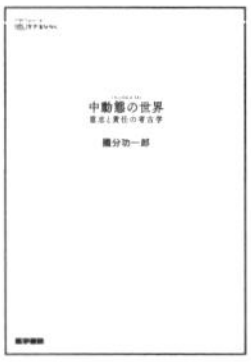

中動態の世界：意志と責任の考古学●國分功一郎●2000 円●「する」と「される」の外側へ――強制はないが自発的でもなく、自発的ではないが同意している。こうした事態はなぜ言葉にしにくいのか？ なぜそれが「曖昧」にしか感じられないのか？ 語る言葉がないからか？ それ以前に、私たちの思考を条件付けている「文法」の問題なのか？ ケア論にかつてないパースペクティヴを切り開く画期的論考！

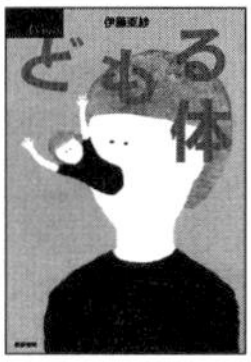

どもる体●伊藤亜紗●2000 円●しゃべれるほうが、変。――話そうとすると最初の言葉を繰り返してしまう（＝連発という名のバグ）。それを避けようとすると言葉自体が出なくなる（＝難発という名のフリーズ）。吃音とは、言葉が肉体に拒否されている状態だ。しかし、なぜ歌っているときにはどもらないのか？ 徹底した観察とインタビューで吃音という「謎」に迫った、誰も見たことのない身体論！

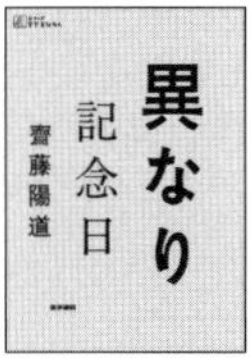

異なり記念日●齋藤陽道●2000 円●手と目で「看る」とはどういうことか――「聞こえる家族」に生まれたろう者の僕と、「ろう家族」に生まれたろう者の妻。ふたりの間に、聞こえる子どもがやってきた。身体と文化を異にする 3 人は、言葉の前にまなざしを交わし、慰めの前に手触りを送る。見る、聞く、話す、触れることの〈歓び〉とともに。ケアが発生する現場からの感動的な実況報告。

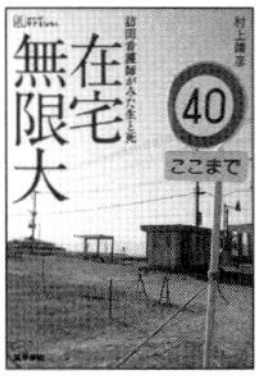

在宅無限大：訪問看護師がみた生と死●村上靖彦●2000 円●「普通に死ぬ」を再発明する――病院によって大きく変えられた「死」は、いま再びその姿を変えている。先端医療が組み込まれた「家」という未曾有の環境のなかで、訪問看護師たちが地道に「再発明」したものなのだ。著者は並外れた知的肺活量で、訪問看護師の語りを生け捕りにし、看護が本来持っているポテンシャルを言語化する。

第 19 回大佛次郎論壇賞受賞作
紀伊國屋じんぶん大賞 2020 受賞作

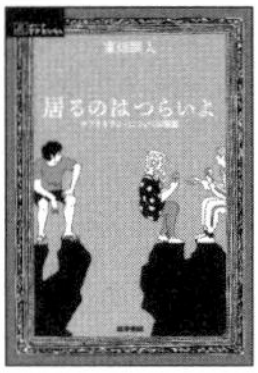

居るのはつらいよ：ケアとセラピーについての覚書●東畑開人●2000 円●「ただ居るだけ」vs.「それでいいのか」――京大出の心理学ハカセは悪戦苦闘の職探しの末、沖縄の精神科デイケア施設に職を得た。しかし勇躍飛び込んだそこは、あらゆる価値が反転する「ふしぎの国」だった。ケアとセラピーの価値について究極まで考え抜かれた、涙あり笑いあり出血（！）ありの大感動スペクタル学術書！

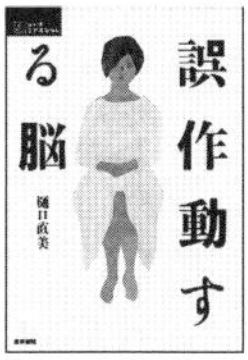

誤作動する脳●樋口直美● 2000 円●「時間という一本のロープにたくさんの写真がぶら下がっている。それをたぐり寄せて思い出をつかもうとしても、私にはそのロープがない」——ケアの拠り所となるのは、体験した世界を正確に表現したこうした言葉ではないだろうか。「レビー小体型認知症」と診断された女性が、幻視、幻臭、幻聴など五感の変調を抱えながら達成した圧倒的な当事者研究!

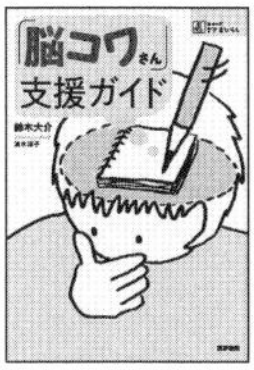

「脳コワさん」支援ガイド●鈴木大介●2000 円●脳がコワれたら、「困りごと」はみな同じ。——会話がうまくできない、雑踏が歩けない、突然キレる、すぐに疲れる……。病名や受傷経緯は違っていても結局みんな「脳の情報処理」で苦しんでいる。だから脳を「楽」にすることが日常を取り戻す第一歩だ。疾患を超えた「困りごと」に着目する当事者学が花開く、読んで納得の超実践的ガイド!

第 9 回日本医学ジャーナリスト協会賞受賞作

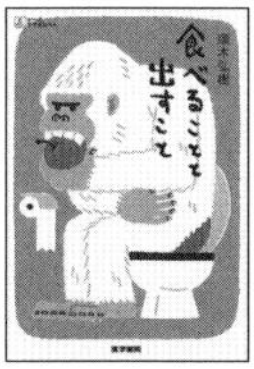

食べることと出すこと●頭木弘樹● 2000 円●食べて出せれば OK だ!(けど、それが難しい……。)——潰瘍性大腸炎という難病に襲われた著者は、食事と排泄という「当たり前」が当たり前でなくなった。IVH でも癒やせない顎や舌の飢餓感とは? 便の海に茫然と立っているときに、看護師から雑巾を手渡されたときの気分は? 切実さの狭間に漂う不思議なユーモアが、何が「ケア」なのかを教えてくれる。

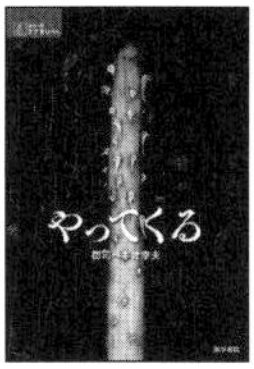

やってくる●郡司ペギオ幸夫● 2000 円●「日常」というアメイジング!——私たちの「現実」は、外部からやってくるものによってギリギリ実現されている。だから日々の生活は、何かを為すためのスタート地点ではない。それこそが奇跡的な達成であり、体を張って実現すべきものなんだ! ケアという「小さき行為」の奥底に眠る過激な思想を、素手で取り出してみせる圧倒的な知性。

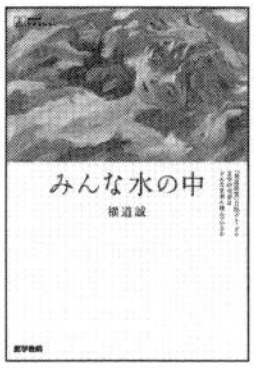

みんな水の中●横道 誠● 2000 円●脳の多様性とはこのことか!——ASD(自閉スペクトラム症)と ADHD(注意欠如・多動症)と診断された大学教員は、彼を取り囲む世界の不思議を語りはじめた。何もかもがゆらめき、ぼんやりとしか聞こえない水の中で、〈地獄行きのタイムマシン〉に乗せられる。そんな彼を救ってくれたのは文学と芸術、そして仲間だった。赤裸々、かつちょっと乗り切れないユーモアの日々。

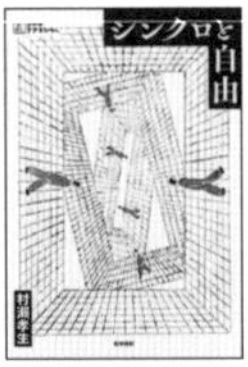

シンクロと自由●村瀬孝生●2000円●介護現場から「自由」を更新する――「こんな老人ホームなら入りたい!」と熱い反響を呼んだNHK番組「よりあいの森 老いに沿う」。その施設長が綴る、自由と不自由の織りなす不思議な物語。しなやかなエピソードに浸っているだけなのに、気づくと温かい涙が流れている。万策尽きて途方に暮れているのに、希望が勝手にやってくる。

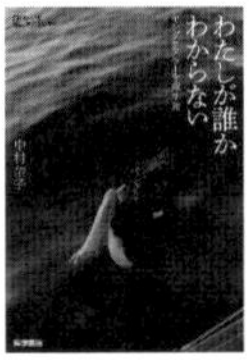

わたしが誰かわからない:ヤングケアラーを探す旅●中村佑子●2000円●ケア的主体をめぐる冒険的セルフドキュメント!――ヤングケアラーとは、世界をどのように感受している人なのか。取材はいつの間にか、自らの記憶をたぐり寄せる旅に変わっていた。「あらかじめ固まることを禁じられ、自他の境界を横断してしまう人」として、著者はふたたび祈るように書きはじめた。

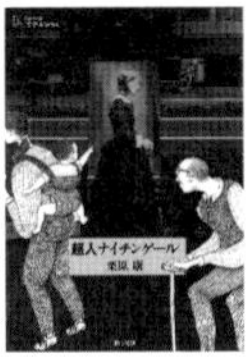

超人ナイチンゲール●栗原 康●2000円●誰も知らなかったナイチンゲールに、あなたは出会うだろう――鬼才文人アナキストが、かつてないナイチンゲール伝を語り出した。それは聖女でもなく合理主義者でもなく、「近代的個人」の設定をやすやすと超える人だった。「永遠の今」を生きる人だった。救うものが救われて、救われたものが救っていく。そう、看護は魂にふれる革命なのだ。